朱祝生

医案医话荟萃

主　编　龚文伟　朱　鸿　朱祝生

副主编　王培禧　黄　高　唐桂华　张全英

编　委　骆　勇　杨蓉蓉　张　曼　宣　锦

　　　　吕　阳　赵大奎　付俊华　朱　丹

　　　　方为民　盛碧桃

人民卫生出版社

·北京·

图书在版编目（CIP）数据

朱祝生医案医话荟萃 / 龚文伟，朱鸿，朱祝生主编
. —北京：人民卫生出版社，2022.6
ISBN 978-7-117-33107-4

I.①朱… Ⅱ.①龚…②朱…③朱… Ⅲ.①医案 —
汇编 —中国 —现代②医话 —汇编 —中国 —现代 Ⅳ.
①R249.7

中国版本图书馆 CIP 数据核字（2022）第 081877 号

人卫智网	www.ipmph.com	医学教育、学术、考试、健康， 购书智慧智能综合服务平台
人卫官网	www.pmph.com	人卫官方资讯发布平台

朱祝生医案医话荟萃
Zhu Zhusheng Yi'an Yihua Huicui

主　　编：龚文伟　朱　鸿　朱祝生
出版发行：人民卫生出版社（中继线 010-59780011）
地　　址：北京市朝阳区潘家园南里 19 号
邮　　编：100021
E - mail：pmph @ pmph.com
购书热线：010-59787592　010-59787584　010-65264830
印　　刷：中农印务有限公司
经　　销：新华书店
开　　本：889×1194　1/32　印张：7　插页：4
字　　数：140 千字
版　　次：2022 年 6 月第 1 版
印　　次：2022 年 7 月第 1 次印刷
标准书号：ISBN 978-7-117-33107-4
定　　价：45.00 元
打击盗版举报电话：010-59787491　E-mail：WQ @ pmph.com
质量问题联系电话：010-59787234　E-mail：zhiliang @ pmph.com
数字融合服务电话：4001118166　E-mail：zengzhi @ pmph.com

主编简介

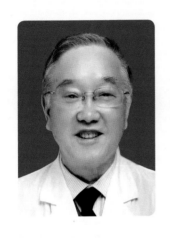

朱祝生，教授、主任医师，硕士研究生导师，师承博士生导师，1941年6月出生于四川省成都市。全国名老中医药专家传承工作室建设项目专家。第六批全国老中医药专家学术经验继承工作指导老师，首届贵州省名中医，第一、第二批贵州省老中医药专家学术经验继承工作指导老师，贵州省省级重点学科首席学科带头人，贵州中医药大学首届"教学名师"。现任中国中西医结合学会诊断专业委员会顾问，贵州省中西医结合学会诊断专业委员会名誉主任委员；曾任中国中西医结合学会诊断专业委员会常务委员，贵州省中西医结合学会常务理事、诊断专业委员会主任委员。曾参编、主审普通高等教育"十一五"国家级规划教材，在全国权威及核心杂志发表论文50余篇。荣获贵州省科技成果奖3项，全国第二届中西医结合贡献奖，贵州省"智力支边先进个人"荣誉称号。

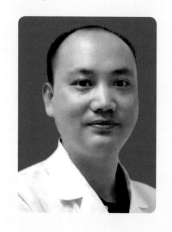

龚文伟,副主任医师,硕士研究生,贵州省第三人民医院外科、骨伤科科室主任。第六批全国老中医药专家学术经验继承工作继承人,第一批贵州省老中医药专家学术经验继承工作继承人。中国中西医结合学会诊断专业委员会青年委员,贵州省中西医结合学会诊断专业委员会副主任委员,贵州省针灸学会理事,贵州省康复医学会肢体康复专业委员会委员,贵州省医学会医疗损害技术鉴定专家库成员。参加多项省厅级科研课题,主持厅级科研项目2项,发表论文10余篇,主编、副主编专著2部。

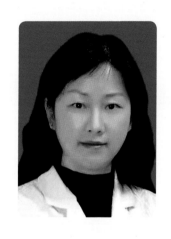

朱　鸿，朱祝生嫡传弟子。贵州中医药大学第二附属医院主任医师，教授，硕士研究生导师。现任中国中西医结合学会诊断专业委员会委员，贵州省中西医结合学会诊断专业委员会常务委员；曾任中国中西医结合学会医学影像专业委员会青年委员。主持厅局级课题2项，发表论文10余篇。

杏林耕耘五十载　春华秋实谱华章

《朱祝生医案医话荟萃》行将付梓,于此向朱祝生老师表示祝贺!

全书分为三部分,第一部分学术思想,介绍朱老学医问道经历及其学术思想的形成;第二部分医疗经验,介绍朱老临床诊治经验,以验案实录形式介绍了朱老在肾病、脑病、肝病、肺病及妇科病等诸病方面的独到经验;第三部分医话精要,则是朱老对中医理论的"钩沉稽古,发微抉隐"认识和阐述。理论联系实际,有较高的临床指导意义。

朱老执教从医50余年,教学效果显著,临床经验丰富。教学上,朱老在中医基础理论的临床及实验研究,阴阳、藏象的现代研究和临床应用,传统文化的健康观与养生学的研究方面颇有建树,其主讲的"中医基础理论"获评省级"精品课程"。临床上,朱老在肝病、肺系疾病、心脑疾病、肾病、妇科病及疑难杂症诊治方面颇有心得,深得患者信任。

朱老一直从事《黄帝内经》及中医基础的教学,常于教学中深入浅出地阐释经典之奥妙。我攻读硕士学位期间,幸得朱老指教,受益匪浅。

今其弟子总结其学术思想、医疗经验、医话精要出版,送书稿示我并请我作序。余灯下捧读全书,犹再听师之教诲,朱老治学之严谨历历在目。

《朱祝生医案医话荟萃》以朱老学医问道开篇,介绍了其学术思想的形成;字里行间除见朱老对中医的热爱之情外,还可见朱老治学之严谨。全书内容丰富,是朱老从医 50 余年的独特参悟和经验总结,值得医者借鉴学习。

能成为本书的第一个读者,是朱老对我的信任。然为老师书稿作序,作为学生的我惶恐久久不敢下笔。终师命难违,在朱老的再三催促下,学生遵命勉力为之。

是为序。

贵州中医药大学党委书记　　
贵州省中医药学会会长　　**杨　柱**

2022 年 3 月

目　录

学　术　思　想

医　疗　经　验

医　话　精　要

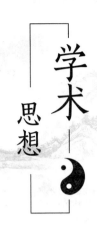

学术
思想

师从名门，学识广博

　　朱祝生于1960—1966年大学期间，跟随贵州省名老中医黄树曾学习《黄帝内经》。黄树曾出身中医世家，授业于江南名医陆士谔先生。黄树曾先后就职于贵州省中医研究所、贵阳医学院（现贵州医科大学）、贵阳中医学院（现贵州中医药大学）等从事中医教学及医疗工作。黄树曾治学严谨，学识广博，于中医经典著作功力很深，尤其对《黄帝内经》更有专攻，随其学习者受益匪浅。1966年2月参加临床工作后，朱祝生于1977—1978年进入全国《黄帝内经》高等院校师资班专修《黄帝内经》。该师资班由我国中医泰斗任应秋教授亲自授课。通过学习，朱祝生对《黄帝内经》有了更全面更深入的掌握。此后，朱祝生一直从事《黄帝内经》及中医基础的教学及临床工作，在临床工作中特别注重《黄帝内经》经典原文与临床实践的结合，十分重视《黄帝内经》的继承与发扬创新。

经典学习，推崇《内经》

《黄帝内经》是"医家之宗"，中医经典之首。《黄帝内经》的成书奠定了中医学理论体系。《黄帝内经》是对先秦医疗经验的一次系统总结，蕴藏着丰富的独特的医学知识及人文知识，是中医临床工作者必须认真学习的经典。朱祝生通过长期读书、教学与临证，体悟到《黄帝内经》对临床的指导意义。

《黄帝内经》涉及中医学对人体生命现象的结构、经络、生理、病理、病因病机、治则治法、养生等知识的论述。朱祝生在临床中特别强调辨识病机的重要性，对《素问·至真要大论》病机十九条的认识有自己独到见解。

病机之名，首见于《素问·至真要大论》的"谨候气宜，无失病机""审察病机，无失气宜"和"谨守病机，各司其属"。在《神农本草经》卷一序录中也提到"凡欲疗病，先察其源，先候病机"。后来经过几千年的发展，逐渐形成了比较系统的病机学说。凡诊察治病离不开病机，且病机的重要性在历代医学著作中也屡屡被强调。王冰云："得其机要，则动小而功大，用浅而功深也。"历代医家对病机学说都非常重视。

病机，是指疾病发生、发展、变化及其结局的机理。朱祝生提出，病机是连接基础理论与临床的纽带，"辨证论治""审机论治"的核心是病机。中医治疗学的根本在于针对病机进行治疗而确立方药。病机必须掌握，它是以阴阳五行、气血津液、藏象、经络、病因和发病等基础理论，探讨和阐述疾病发生、发展、变化和结局的机理及其基本规律的。朱祝生对《素问·至真要大论》病机十九条进行认真解读,提出自己独到的见解。《素问·至真要大论》:"帝曰:愿闻病机何如? 岐伯曰:诸风掉眩,皆属于肝;诸寒收引,皆属于肾;诸气膹郁,皆属于肺;诸湿肿满,皆属于脾;诸热瞀瘛,皆属于火;诸痛痒疮,皆属于心;诸厥固泄,皆属于下;诸痿喘呕,皆属于上;诸禁鼓栗,如丧神守,皆属于火;诸痉项强,皆属于湿;诸逆冲上,皆属于火;诸胀腹大,皆属于热;诸躁狂越,皆属于火;诸暴强直,皆属于风;诸病有声,鼓之如鼓,皆属于热;诸病胕肿,疼酸惊骇,皆属于火;诸转反戾,水液混浊,皆属于热;诸病水液,澄彻清冷,皆属于寒;诸呕吐酸,暴注下迫,皆属于热。故大要曰:谨守病机,各司其属,有者求之,无者求之,盛者责之,虚者责之,必先五胜,疏其血气,令其调达,而致和平,此之谓也。"朱祝生指出,"病机十九条"将临床常见旳病症,如掉、眩、喘、肿等30多种病症,根据五脏、六气归类进行病因病机分析,这是中医辨证的基本方法。在"病机十九条"中属于五脏的有5条,属于热旳4条,属于火的5条,都起到在辨证中执简驭繁的作用,同时对"同病异治"与"异病同治"明示了辨证思维。总之,"病机十九条"提出了临床上从特征性症状推导疾病的病因、病位、病性、病势,为临床辨证论治打下基础。朱祝生指出,阅读《黄帝内经》要灵活理解,需要结合临床遇到的具体情况认真思考、认真理解,并拓展临床运用。做到推此及彼,举一反三,融会贯通,一定会有收获。

朱祝生从《黄帝内经》原文,结合临床,提出除脏腑病机、经络病机等外,还有诸多病机,如气机紊乱、气化盛衰、形质亏损、内邪滋生、神志失常、精气来复、阴阳离决等。研究某一种病证的发生、发展、变化和结局的基本规律,如感冒的病机、哮喘的病机、痰饮的病机、疟疾的病机;研究某一种症状的发生、发展的病机,如疼痛的机理、恶寒发热的机理、失眠的机理等。

气血为要,调肝为先

《素问·调经论》云:"人之所有者,血与气耳。"气血是构成人体和维持人体生命活动的精微物质。气为血帅,血为气母。气是一种活动力很强的精微物质,不断地运动,流行全身,无处不到。"升降出入"是气运动的基本形式。《素问·六微旨大论》所说"升降出入,无器不有",就说明人体各个脏器都在进行着升降出入的活动,气的升降出入是人体生命活动的一种表现。气的升降出入一旦停止,也就意味着生命活动的停止。《素问·六微旨大论》说:"出入废则神机化灭,升降息则气立孤危。故非出入则无以生长壮老已,非升降则无以生长化收藏。"人体脏腑经络等组织器官都是气活动的场所,脏腑经络的一切活动,又无一不是气活动的体现,所以说气是人体生命的根本。故气机失调则能变生出多种疾病。

《素问·举痛论》曰:"余知百病生于气也,怒则气上,喜则气缓,悲则气消,恐则气下,寒则气收,炅则气泄,惊则气乱,劳则气耗,思则气结。"从情志过激、外感邪气、过劳所伤等三个方面论述了"百病生于气"的发病学观点,气机失调是疾病发生的基本病机,这一观点具有很高的理论价值和临床意义。气的升降出入,具体体现于各个脏腑的功能活动,以及脏腑之间的协调关系。如肺主呼吸,宣发肃降,吐故纳新;肺主呼气,肾主纳气;心火下降,肾水升腾,以及脾升胃降等。只有全身各个脏腑的功能协调配合,也就是脏腑气机的升降出入处于相对平衡的状态,才能维持人体正常的生理功能。气机失调则能变生出多种疾病。而如果气的运行阻滞,或运行紊乱,或升降失调,出入不利,便要影响五脏六腑、上下内外的协调统一,而发生种种病变,如肝气郁结、肝气横逆、胃气上逆、脾气下陷、肺失宣降、肾不纳气、心肾不交等。正是基于"百病生于气"的发病机理,补益气量的耗损与调整失调之气机,使之恢复正常,就成为治疗疾病的根本目的。如《灵枢·刺节真邪》说:"用针之类,在于调气。"《素问·至真要大论》说:"疏其血气,令其调达,而致和平。"

对全身气机调节起到重要作用的是肝。中医藏象理论提出"肝主疏泄"。"疏泄"一词见于《素问·五常政大论》:"发生之纪,是谓启陈。土疏泄,苍气达,阳和布化,阴气乃随,生气淳化,万物以荣。"疏,为疏通之意;泄,即发泄、升发之意。肝主疏泄,反映了肝主升、主动的生理特点。《素问·五常政大论》曰:"木曰敷和……敷和之纪,木德周行,阳舒阴布,五化宣平……其性随,其用曲直,其化生荣……其藏肝。"《血证论》曰:"以肝属木,木气冲和条达,不致遏郁,则血脉得畅。"朱祝生认为,所谓"肝主疏泄",泛指肝脏具有舒畅、开展、条达、宣散、流通脏腑气机的综合生理功能。具体表现有6个方面:①肝主疏泄,气机条达;②肝主疏泄功能正常,则情志舒畅,精神愉快;③肝主疏泄,使脾胃气机调畅,脾升清与胃降浊协调,促进消化吸收;④肝主疏泄,使心主血脉、肺助心行血及脾统摄血液功能正常发挥,维持血液正常运行;⑤肝主疏泄,使三焦通利,津液运行、输布、气化正常进行,同时调畅膀胱气机,使膀胱能顺利贮存与排泄小便;⑥肝主疏泄,脏腑气机调畅,精气充盈,则肾精充满,维持男子排精、女子月经的正常。同时,肝主疏泄,气血调和,除调节月经外,对女性供养胎儿,促进乳房的发育及乳汁生成均有重要的作用。

研究表明,"肝主疏泄"的功能在机体心理应激中起着决定性作用,中医的肝是机体调节心理应激反应的核心。肝主疏泄与脑啡肽的相关研究认为,调畅情志功能的中枢神经生物学机制存在一定的神经内分泌免疫调节网络。在神经内分泌免疫系统之间,存在多种神经递质、神经肽、激素及免疫因子所介导的相互作用与调节,在整体水平上构成网络,而网络是维持机体内环境及生理功能平衡和稳定的根本基础。总之,肝主疏泄功能正常,气机升降功能正常,维持了各脏腑旺盛的生理功能。气行异常则会出现脏腑气机逆乱的躯体反应。

《素问·五脏生成》曰:"故人卧血归于肝,肝受血而能视,足受血而能步,掌受血而能握,指受血而能摄。"王冰注曰:"肝藏血,心行之。人动则血运于诸经,人静则血归于肝脏。何者?肝主血海故也。"肝贮藏血液,根据机体的不同生理病理状态调节血液的分布,若机体处于安静或睡眠状态,经脉血量需求减少,大量血液贮藏于肝脏;若机体处于运动状态,血液由肝脏输送到经脉,满足脏腑组织相应功能的正常发挥。肝脏可依据机体不同的生理需求,调节脏腑组织器官的血量。肝藏血,除调节血量分配外,同时具有防止出血的作用,保证血液运行于经脉之中而不致溢出脉外。

由此可知,肝主疏泄功能正常发挥,则气机运行,通而不滞,散而不郁。肝失疏泄,则气机不畅导致多种疾病的发生。为此,朱祝生在临床中广泛运用变通的四逆散(使用四味药物:柴胡、郁金、佛手、白芍)加减治疗临床各科疾病,取得较好疗效。

肺病治脾,肺脾同治

《素问·咳论》曰:"五脏六腑皆令人咳,非独肺也。"同时提出:"久咳不已……此皆聚于胃,关于肺。"对此理解历来争议颇多。朱祝生通过几十年临床实践感悟到,《素问·咳论》中"此皆聚于胃,关于肺"的论述,提出致咳的两个主要原因——"皮毛先受邪气""其寒饮食入胃",说明肺胃为成咳之源。王冰云:"正谓上焦中焦耳。……故言皆聚于胃,关于肺也。两焦受病,则邪气熏肺而肺气满。"因肺外合皮毛,手太阴肺经又起于中焦,所以咳嗽与肺胃关系密切。马莳云:"夫五脏六腑之咳如此,然皆聚之于胃,以胃为五脏六腑之主也。"高士宗说:"六腑以胃为本,五脏以肺为先,故承上文五脏六腑之咳而言。此皆聚于胃,关于肺。聚于胃则使人多涕唾而面浮肿,关于肺则气逆也。"这个观点体现了中医的整体观念,对临证治咳很有意义。肺脾(胃)的生理密切联系,

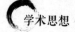

手太阴肺脉贯通肺胃,肺胃同主降气,肺胃功能的相互协调,是完成呼吸运动的重要条件。肺主气属卫,脾化水谷为卫之源,故脾化精微为生气之源。肺主宣发为气之主,脾主运化水液,肺、脾功能失调,则痰湿内生。咳嗽日久,肺气损伤,脾气受伤;饮食不节,嗜食肥甘厚味,伤及脾胃,肺气受损,宣降失司而为咳嗽。故有"脾为生痰之源,脾为贮痰之器"之说。这个观点体现了中医的整体观念,对临证治疗咳嗽具有较好的指导意义,为咳病的治疗大法——肺脾(胃)同治奠定了理论基础。

怪病多痰瘀,治疗当"温和"

朱祝生提出,凡病人自诉不清、病症怪异、诊断不明、治疗困难、反复发作,可称之为"怪病",也可谓之疑难杂病。"怪病多痰",朱祝生强调治痰不可拘泥于肺、脾、肾三脏,而当从五脏全面考虑,辨证治疗,并贵在加减。"怪病"亦多符合中医瘀血特点,在临床上多痰瘀同治。而当今自然环境的污染、饮食结构的改变、生活节奏的加快、精神情志的变化、现代制冷设备的广泛使用、医疗的失当和现代保健食品等因素的影响,使痰瘀互结证成了临床疑难杂病最为多见的证型。

高血压、糖尿病、心脑疾病、肿瘤以及心身疾病等已成为当今社会的常见病,其病因越来越复杂、种类越来越繁多、表现多样、治疗越来越棘手、康复越来越缓慢。朱祝生将这些疾病统称"疑难杂病",认为这些疾病多属中医痰证、瘀血证或痰瘀互结证。

"怪病多痰"之说，如朱丹溪所说："凡痰之为患，为喘为咳，为呕为利，为眩为晕，心嘈杂，怔忡惊悸，为寒热痛肿，为痞隔，为壅塞，或胸胁间漉漉有声，或背心一片常为冰冷，或四肢麻痹不仁，皆痰饮所致。"现代疑难杂病治疗的棘手性和康复的缓慢性符合中医痰邪重浊黏滞胶结、治疗困难、病程较长、病情反复发作及缠绵难愈的特点。

痰证的典型脉象是滑脉，瘀证脉多涩、弦或结代，临床需认真体会。痰邪阻遏，气血欲行而与邪搏击，则激扬气血，故脉滑；而精亏血少，不能濡养经脉，血行不畅，脉气往来艰涩，故脉涩而无力；气滞血瘀或食痰胶固，气机不畅，血行受阻，则脉涩而有力。

古人有"痰瘀同源、同病，痰瘀同治"之说。《黄帝内经》认为"津血同源"，痰乃津血所成，这是痰瘀同源同病的最早记载。到了元代，朱丹溪首先明确了"痰瘀同病"之说。《丹溪心法》曰："痰夹瘀血，遂成窠囊。"《景岳全书》谓："津凝血败，皆化为痰。"《血证论》则云："血积既久，亦能化为痰水。"王肯堂则云："痰之生，由于脾气不足，不能致精于肺，而淤以成焉者也。……然停积既久，如沟渠壅遏淹久则倒流逆上，瘀浊臭秽无所不有。"痰瘀可以互化，痰可致瘀，瘀可生痰。《血证论》指出："盖人身气道，不可有塞滞。内有瘀血则阻碍气道，不得升降……须知痰水之壅，由瘀血使然，但去瘀血则痰水自消。"

治疗痰证，当温阳以治本，化饮以除标，故当选"温药"补阳气以治疗。"温药"是指性味甘温、苦温、辛温之品。《说文解字》云："和，相应也，从口，禾声。"取其平和、调和之意。就是指用温药不可太过，即不可过于刚燥以免伤正,不可专事温补以防碍邪,而应以"和"为原则,在温补之中酌加行、消、开、导之品,遵《金匮要略方论本义》"言和之,则不专事温补,即有行消之品"之意。行者,行其气也;消者,消其痰也;开者,开其阳也;导者,导引饮邪从大小便出也。基于此,达到温补助阳、行水蠲饮之治疗目的。

甘温之药物,能补、能和、能缓,以补脾肾之阳气;针对"本虚"之脾肾阳不化气,以达到温阳化饮之目的。苦温之药物,能燥湿、助阳化湿,以燥脾土;针对脾湿饮盛,可达到燥湿化饮,得温则行之目的。辛温之药物,能行、能散,以发越阳气、开腠理、通水道;即通过发汗、利水作用的药物,针对"标实",给水饮之邪以出路,达到行散水湿的目的。

朱祝生善用三子养亲汤和二陈汤。湿痰者,选加苍术、白术等;风痰者,选加天麻、蜈蚣、全蝎等;寒痰者,选加旋覆花、款冬花、细辛、干姜等;热痰者,选加瓜蒌、竹沥、竹茹、天竺黄、浙贝母、川贝母等;郁痰者,选加川芎、香附、郁金、柴胡等;食积痰者,选加山楂、神曲、麦芽、鸡内金等;痰核者,选加海浮石、生牡蛎、夏枯草、黄药子、瓦楞子、皂荚等。此外,朱祝生治疗痰证反对过用攻利,因过用攻利,或伤脾胃,或伤肝肾,或伤气血,或伤阴津,反致正气伤残而痰愈多。正如《丹溪心法·痰》中所说:"大凡治痰,用利药过多,致脾气虚,则痰易生而多。"张介宾亦说:"善治痰者,惟能使之不生,方是补天之手。"

治疗瘀血,当用和法。和,乃平和、和缓之意。瘀血为患,非短时形成,治疗当有守有变。常选用四物汤、血府逐瘀汤等加减。常选用熟地黄、当归、白芍、川芎、桃仁、红花、丹参、土鳖虫等药物。在运用活血化瘀药物治疗疾病时,朱祝生常加用少量黄芪、党参等药,增强活血化瘀的作用。如《血证论》所说:"夫载气者,血也;而运血者,气也,人之生也,全赖乎气。"《仁斋直指方》也说:"盖气者,血之帅也,气行则血行,气止则血止,气温则血滑,气寒则血凝。"气为阳主动,血属阴主静,气血阴阳相配,则静谧和平。

病证结合,方证对应

　　方证对应是中医理论原则与临床实际相结合的一种研究方法,具有非常强烈的实践性。所谓方证对应,包括"以证对方"和"以方测证"两个方面。证是由病位、病因、病性以及邪正盛衰所决定的。方,是古代医家长期临床经验的总结。选择那些经过历代医家临床应用证明疗效确实的方剂为基础,寻求其与证对应的关系,这本身就是很有意义的临床研究。由于中医典籍浩如烟海,方剂不计其数,为使方证对应的内涵更为科学,我们在实践中引入了对策论思想,对方剂在局部范围内进行优化,使证与方的对应更为贴切,临床研究更为有效。

　　证包括症、脉、舌、苔等。症、脉、舌、苔在临床诊断上具有重要作用:一是确定"证"的诊断价值;二是在"证"的诊断价值不确切时,可以起到定"证"的作用。但是,脉、舌、苔的诊察目前多是凭医生的直观感觉,缺乏统一的客观标准,这给病与证的正确诊断造成困难。为此,在临床研究中我们把脉舌分为一般参考脉舌、特定脉舌。一般生理意义较多,主病范围广,直观感觉模棱两可、难以定性之脉舌，属于一般参考脉舌，如濡、细、缓、微弦、微浮、微滑等脉，以及舌质淡、红，苔薄白、薄黄、薄腻等。凡是具有明显诊断价值的脉舌，为特定脉舌，如结脉为心气虚，芤脉为失血，洪数脉为热盛，舌绛为热入营血，舌光绛为阴竭，舌淡胖大为气虚、阳虚，苔黄为热，苔腻为湿，苔干为津伤等。按上述分类，我们发现它们的诊断价值是：①一般参考脉舌与症相应时有佐"证"诊断价值；与证不相应时，可舍脉舌从其症，按症诊断。②在患病后一般参考脉舌与其症相背发展，其诊断价值上升，此时可视为特定脉舌。③特定脉舌诊断价值固定。

以上研究可应用于慢性阻塞性肺疾病（包括慢性支气管炎、肺气肿等）。该病多属于中医"咳嗽""喘证""肺胀"等范畴，其病机多与肺、脾、肾的功能失调密切相关。对于本病的临床研究，根据《金匮要略》提出的"病痰饮者，当以温药和之"理论，提出了温法，包括温肺化饮、温肺益气、温脾健运、温肾行水化瘀、温化痰浊等5种，分别筛选出苓甘五味姜辛汤、补肺汤、苓桂术甘汤合六君子汤、痰饮丸、二陈汤合三子养亲汤为其代表方剂，将《金匮要略》提出的"病痰饮者，当以温药和之"这一治疗思想的症、脉、因、治具体化与系统化，并使之方证对应。

中西汇通，不断创新

"肺主皮毛"理论源于《黄帝内经》，共有8篇原文提及"肺主皮毛"，强调肺对皮毛的主宰和支配作用，表现为"肺输布精气，充养皮毛""肺宣发卫气，外达皮毛""皮肤感邪,内传入肺"三方面。

"皮毛者,肺之合也"(《素问·咳论》):强调皮毛辅助肺的功能,表现为"皮毛与肺共呼吸""皮毛助肺调节津液代谢""皮毛御邪护卫机体"三方面。

历代医家继承发展"肺合皮毛"理论:如《难经》《医宗必读》《中西汇通医经精义》等指出肺与皮毛组织结构密切相关;《外科大成》提到皮毛的营养与肺的输精作用有关;《中西汇通医经精义》《读医随笔》中表明皮毛助肺呼吸;《金匮要略》《明医杂著》等记录着皮毛助肺调节津液代谢。《明医指掌》《理虚元鉴》《温疫论》等有肺宣发卫气,外达皮毛,皮毛御邪护卫机体的记载。诸如此类的记载不胜枚举。

在朱祝生的主持下,通过研究,发现麻黄汤大剂量治疗组能明显改善哮喘大鼠的各种症状,并使大鼠血浆中铜(Cu)、锌(Zn)、环磷酸腺苷(cAMP)含量增高、环磷酸鸟苷(cGMP)含量降低,从而进一步验证了"汗法"是治疗支气管哮喘的一种行之有效的方法,初步探讨了"汗法"治疗支气管哮喘的机制,有力地佐证了发汗平喘的科学原理,也由此从分子生物学等方面探讨肺与皮毛的内在联系,显示了通过治皮可以达到疗肺的目的。其次,组胚学、解剖学原理,从组织演化角度展现皮肤和肺的复杂演化过程,证明肺与皮毛同本同源。现代科学研究证明,从进化论角度说,肺是生物进化过程中适应内呼吸而产生的特化"皮毛"。另外,对小青龙汤进行研究发现,小青龙汤能明显改善"肺气虚证"SD 大白鼠的症状,提高大白鼠皮毛中硅、锌、铁、钙、镁等的含量,其作用机制是:①通过皮毛中硅、锌、铁、钙、镁等含量的改变而导致中医"肺气虚证"的形成；②通过调节、改善肺的功能，使"肺合皮毛"关系得以正常运行，从而达到治疗"肺气虚证"的目的。据此，朱祝生结合几十年临床体验总结出"皮病治肺，肺病治皮"治疗经验。为了更好地运用"皮病治肺"，朱祝生自拟宣肺消疹汤治疗皮肤病，取得显效。

学科交叉，勇于探索

长期以来，中医诊治疾病靠望闻问切，师承名家学说辨证施治。为发展祖国医学，在 20 世纪 70 年代末，朱祝生和同道们一起，利用先进的计算机技术，模拟研究名老中医专家辨证施治的思维方法，继承和弘扬祖国医学的宝贵遗产；运用控制论、信息论、系统工程论的思想，建立数学模型，参与并主持"肺系四病电子计算机辨证论治的研究"项目。经过一年多的时间研究成功，并荣获1979 年贵州省科学技术进步奖三等奖。为了更深入研究电子计算机在中医辨证论治上的应用，朱祝生又对肺系四病证候进行了方证对应及证候规范体系的研究，主持了一类中医专家系统的自修错算法的研究，荣获贵州省科学技术进步奖四等奖，并推广这项成果在医院开设电脑门诊。相继公开发表了《应用微电脑对中医证候规范的研究》《电子计算机在中医诊疗上的应用》等文章。这项研究为继承名老中医专家经验提供了可靠的依据，同时应用计算机技术，开展人工智能技术和传统中医学相结合，开拓了中医临床研究的新领域。

医疗

经验

疏肝验案

　　气机失调是人体疾病发生的主要病机之一。虽然中医藏象中的五脏均与气机相关,但主要起到调畅气机作用的脏腑是肝,其具有"主疏泄"的功能。元代朱丹溪首次明确地提出"司疏泄者,肝也"(《格致余论》)的观点。肝主疏泄中的疏,为疏通之意;泄,即发泄、升发之意。肝主疏泄,反映了肝主升、主动的生理特点。朱祝生认为,所谓"肝主疏泄",泛指肝脏具有舒畅、开展、条达、宣散、流通脏腑气机的综合生理功能。具体表现有六方面:①调畅气机;②调节精神情志;③促进消化吸收;④维持气血运行;⑤协助水液代谢;⑥调理冲任二脉。现代研究表明,"肝主疏泄"的功能在机体心理应激中起着决定性作用,中医的肝是机体调节心理应激反应的核心。肝主疏泄与脑啡肽的相关研究证实,调畅情志功能的中枢神经生物学机制受神经内分泌免疫调节网络调控。网络

15

是维持机体内环境及生理功能平衡和稳定的根本基础。总之,肝主疏泄功能,直接影响气机升降功能,从而维持各脏腑旺盛的生理活动。若气行异常,便会出现脏腑气机逆乱的躯体反应。总之,肝主疏泄在疾病的治疗中有重要作用。

现将朱祝生几十年在临床中应用肝主疏泄的经验心法加以归纳整理如下:

(一)肝硬化

案:无明显诱因肝硬化5年余,属肝郁气滞、脾气虚弱、瘀血阻堵,治以疏肝理气、益气健脾、化瘀软坚,疗效佳。

苏某,男,40岁,2003年11月6日初诊。

主诉:腹部疼痛5年余。

患者于2002年3月出现面色萎黄,四肢乏力,肝区疼痛,少气懒言,伴有下肢浮肿。追问病史,其患有乙肝,并先后4次在某省立医院住院治疗,症状缓解后出院。2003年11月初,患者第5次复发,遂服中药,但效果不佳,后就诊于我院治疗。当时查肝功能示ALT 180.3U/L,AST 60.8U/L,蛋白比值倒置;B超示肝大,回声不均匀,腹腔内大量液性暗区,腹腔穿刺为淡黄色胶状液体,提示肝硬化腹水。患者下肢浮肿,腹膨隆,纳差,小便短少,大便正常,面色苍白,四肢欠温,舌淡苔白,舌有瘀点,脉沉细。

辨证:肝郁气滞,脾气虚弱,瘀血阻堵。

治法:疏肝理气,益气健脾,化瘀软坚。

处方：北柴胡 15g，白芍 15g，郁金 15g，佛手 15g，白马骨 20g，金丝桃 20g，丹参 15g，黄芪 20g，桃仁 10g，鳖甲 10g，牡丹皮 15g，赤芍 15g，当归 10g，白术 10g，川芎 10g，车前子 15g，茯苓 15g，猪苓 15g，甘草 6g。

10 剂，水煎服，每剂服 1 日，日服 3 次。

二诊：服中药 10 天后，患者下肢浮肿减轻，尿量逐渐增多，面色稍显红润，肝区疼痛减轻。腹膨隆，纳差，小便短少，大便正常，面色苍白较前好转，四肢欠温，舌淡苔白，舌有瘀点，脉沉细弱。查肝功能：ALT 140U/L，AST 45.4U/L。朱祝生认为，前方疗效已显，继续前方并加强利水消肿之功。故上方加泽泻 10g、防己 10g，再服 20 天。

三诊：患者诉浮肿基本消退，自我症状消失，睡眠可，纳可，二便可。查下肢浮肿消退，面色红润，无肝区疼痛，腹部稍有膨隆，四肢温，舌淡苔白，舌有瘀点、较前明显减少，脉沉细。B 超提示肝脏缩小 1cm。查肝功能：ALT 40U/L，AST 35.1U/L。巩固治疗 1 个月，病情未复发。

按：朱祝生治疗肝硬化，以调畅气机为要，并在疏肝的基础上加用益气健脾、化瘀软坚之品；健脾以强气之源，化瘀以行气有载，软坚以祛邪有途。全方用以治疗代偿期肝硬化及肝硬化腹水，均取得较好效果。

（二）胆病

案：乙型肝炎病史 14 年，右上腹肝区反复疼痛 3 年余，加重 1 个月，属肝胆湿热，治以疏肝利胆、清热利湿、健脾益气，疗效佳。

李某，男，67 岁，于 2018 年 10 月 19 日初诊。

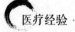

主诉: 右上腹部反复疼痛 3 年余,加重 1 个月。

患者乙型肝炎病史 14 年,右上腹肝区反复疼痛 3 年余,加重 1 个月。自觉上腹部闷胀、胃部灼热,嗳气,厌油腻食物,脘闷腹胀,胸胁苦满,口苦口黏,舌质红,苔黄腻,脉弦滑数。B 超示慢性胆囊炎急性发作。查体:生命体征平稳,心肺(−),巩膜、皮肤无黄染,右腹部压痛,无反跳痛、肌紧张,墨菲征(+)。心电图、胸片未见异常。血常规示白细胞、中性粒细胞数高。

辨证: 肝胆湿热。

治法: 疏肝利胆,清热利湿,健脾益气。

处方: 北柴胡 10g,白芍 10g,郁金 10g,香附 10g,茵陈 15g,龙胆 15g,黄芩 15g,藿香 15g,佩兰 15g,栀子 15g,白术 10g,茯苓 15g,延胡索 10g,川楝子 10g,枳壳 10g,甘草 6g。

6 剂,水煎服,每剂服 1 日,日服 3 次。

二诊: 2018 年 10 月 25 日。患者诉上腹部闷胀明显减轻,胃部仍有灼热感,嗳气、厌油腻食物、脘闷腹胀、胸胁苦满、口苦口黏均减轻,舌质已不红,苔黄,症状缓解。朱祝生认为,患者湿热明显减轻,拟上方去藿香、佩兰、栀子,其余同前调治。

按: 朱祝生根据胆囊炎湿热内郁之主要病机,采用柴胡疏肝散加金钱草、郁金、鸡内金(简称"三金")为主治疗,疗效满意。朱祝生认为,该病治则为疏肝利胆、清热利湿,并创建基础方:陈皮 10g,北柴胡 10g,川芎 10g,麸炒枳壳 10g,白芍 10g,香附 10g,炙甘草 6g,金钱草 15g,郁金 10g,鸡内金 10g。朱祝生治疗慢性胆囊炎,若证属肝胆气滞或肝胆湿热、疏泄不利者,常采用柴胡疏肝散加茵陈等治疗,常用方:陈皮 10g,北柴胡 10g,川芎 10g,麸炒枳壳 10g,白芍 10g,香附 10g,炙甘草 6g,茵陈 15g,地耳草 15g,郁金 10g,党参 15g,白术 10g,茯苓 15g,延胡索 10g,川楝子 10g,枳壳 10g,甘草 6g,莱菔子 10g,神曲 10g,炒麦芽 10g,炒谷芽 10g。

(三) 胃病

案:胃溃疡病史 10 年,胃痛 2 周,属肝胃不和、瘀阻肠胃,治以疏肝和胃、益气活血止血,疗效佳。

余某,男,56 岁,工人,2014 年 6 月 30 日初诊。

主诉:胃痛 2 周。

该患者胃溃疡伴胃出血 10 年,前 20 日大便潜血阳性,近日因过度疲劳,加之受冷,饮葡萄酒 1 杯后,突然发生胃痛不止,精神萎靡,急送某医院检查为胃出血,经住院治疗 2 周,胃痛缓解,转中医治疗。现症:神疲乏力,少气懒言,面色苍白,胃脘隐隐疼痛不适,纳差,睡眠差,舌淡、边有瘀点,苔黄而腻,脉弦细。血常规提示轻度贫血,血象不高。心电图、胸片、腹部 CT 均未见异常。

辨证:肝胃不和,瘀阻肠胃。

治法:疏肝和胃,益气活血止血。

处方:北柴胡 15g,白芍 10g,郁金 10g,佛手 10g,黄芩 15g,栀子 15g,党参 20g,白术 10g,茯苓 10g,广香 10g,延胡索 10g,川楝子 10g,乳香 10g,没药 10g,黄芪 15g,当归 10g,川芎 10g,蒲黄炭 10g,藕节炭 10g,陈皮 10g,甘草 6g。

7剂,水煎服,每剂服1日,日服3次。

二诊:2014年7月10日。神疲乏力,少气懒言,面色苍白较前稍有好转,胃脘隐隐疼痛不适好转,纳差,睡眠可,舌淡、边有瘀点,苔黄,脉弦细。大便潜血阴性。朱祝生考虑前方疗效已显,并起到止血效果,故去蒲黄炭、藕节炭、乳香、没药,加玉竹15g、石斛15g,7剂调治。

按:朱祝生常运用柴胡疏肝散加味治疗功能性消化不良、胆汁反流性胃炎、慢性胃炎、难治性反流性食管炎、消化性溃疡等疾病,疗效尚佳。朱祝生认为,这一类型疾病临床辨证多以气滞型为最,虚寒型次之。治疗气滞型以柴胡疏肝散为主,虚寒型以柴胡疏肝散合六君子汤为主。

(四)肠病

案:无明显诱因大便秘结3年,属肝失疏泄、阴虚肠燥(便秘),治以疏肝滋阴、润肠通便,疗效佳。

吕某,女,49岁,家住贵阳市马王庙,2018年6月30日初诊。

主诉:大便秘结3年。

患者诉大便秘结3年,曾在贵州医科大学附属医院肛肠科就诊,肠镜检查未见异常,经对症支持治疗,疗效不佳,后就诊于私人中医诊所,行中药治疗,均以润肠通便为法,刚开始吃药时有一定疗效,后逐渐无疗效,遂就诊于我院门诊。现症:感大便如羊屎、排出艰难,时有1~3天未解,伴心烦易躁,口渴口苦,腹胀不舒,食少,睡眠差,小便可,舌红,苔黄少津,脉细弦数。再次行肠镜检查:未见异常。

辨证:肝失疏泄,阴虚肠燥(便秘)。

治法:疏肝滋阴,润肠通便。

处方:北柴胡15g,白芍10g,郁金10g,佛手10g,无花果15g,大黄10g,杏仁15g,玄参15g,麦冬15g,枳实10g,厚朴12g,甘草6g。

6剂,水煎服,每剂服1日,日服3次。

药后大便通畅。

按:许多中医医家提出肠中有热与津液损伤对便秘的形成起着重要的作用。治疗上亦提出了清热、增液、润肠、通便等方法。但在临床上,肝失疏泄,导致气机不畅,也是形成便秘的重要病机,尤其对于中老年患者,疏肝养阴是治疗便秘常用之法。

(五) 痛经

案一:经期小腹冷痛属宫寒血瘀,治以疏肝理气、温经散寒、化瘀止痛,疗效佳。

卢某,女,24岁,2018年3月4日初诊。

主诉:经期小腹冷痛10年。

患者月经初潮后一直经期腹痛难忍,曾就诊于遵义医学院(现遵义医科大学)附属医院妇科,经B超、CT等检查,未见器质性病变,行对症支持治疗,一直疗效不佳,遂就诊于我院中医门诊。现症:10年来经期小腹冷痛难忍加重,常常在月经来潮前出现,腹痛得热痛减,按之痛甚,经量少,经色暗黑有瘀血块,畏寒身冷,饮食、睡眠欠

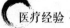

佳,二便可,白带无异常,舌淡苔白,脉弦紧。

辨证:宫寒血瘀。

治法:疏肝理气,温经散寒,化瘀止痛。

处方:北柴胡 10g,白芍 10g,郁金 10g,香附 10g,佛手 10g,红花 10g,茜草 10g,桃仁 10g,熟地黄 15g,当归 10g,川芎 10g,黄芪 15g,吴茱萸 10g,小茴香 10g,延胡索 10g,川楝子 10g,乌药 10g,枳壳 10g,甘草 6g,艾叶 10g。

每月月经来潮前 1 周服药,7 剂,水煎服,每日 1 剂。

治疗 4 个月,患者痛经基本消除。

按:朱祝生认为,本病特点为多发于青春期女性,腹痛呈周期性发作,常常在月经来潮前后开始出现,疼痛程度因人不同,但疼痛主要集中在下腹部。妇科检查、B超检查排除盆腔器质性病变。方中使用黄芪、当归、川芎、红花、桃仁、茜草等先补益气血,又通经水,活血化瘀;延胡索、川楝子、白芍柔肝缓急止痛,与柴胡、郁金、香附调肝理气,调畅气机,共奏调经理气止痛之妙用。细细分析,痛经大多系经血排出障碍,气血瘀滞不畅,故治疗应以通法为主。本病例治疗中蕴含的补益气血、活血化瘀、调经止痛法,主要是遵循"气为血之帅""治血必兼气""调经以理气为先"的治则。

案二:经期小腹冷痛属寒凝气滞,治以疏肝理气、温经散寒、活血化瘀止痛,疗效佳。

郭某,女,24 岁,家住贵阳市小河区,2018 年 5 月 8 日初诊。

主诉:小腹冷痛难忍 4 年。

患者自诉 4 年前,正值月经期间外出淋雨,之后每次经期小腹冷痛难忍,曾到贵州省人民医院、贵州医科大学附属医院及贵阳市各大医院妇科就诊,行 B 超、CT 等检查,均未见器质性病变。常用止痛治疗,疗效不佳,遂就诊于我院中医门诊。现症:疼痛常常在月经来潮前开始出现,得热则痛减,遇凉则加重,经量少、色淡、夹有瘀血块,白带无异常,饮食、睡眠差,二便可,舌暗苔薄白,脉沉细。

辨证:寒凝气滞。

治法:疏肝理气,温经散寒,活血化瘀止痛。

处方:柴胡 15g,当归 10g,艾叶 15g,茜草 10g,白芍 15g,川芎 10g,红花 10g,桃仁 10g,延胡索 15g,川楝子 10g,黄芪 20g,吴茱萸 10g,郁金 10g,小茴香 10g,甘草 6g。

14 剂,水煎服,每剂服 1 日,日服 3 次,月经来潮前 1 周开始服用。

二诊:2 个月后复诊,患者述痛经症状明显好转,每次仅有轻微疼痛,月经经量可。朱祝生继续遵循前述诊疗方案,再添 7 剂,服药方案同前。

按:朱祝生认为,月经病虽多表现为血证,但血脉之运行,依赖于气的推动和温煦作用,故该类疾病与气的功能失常息息相关。"脉为血府,以气为本",气行则血行,气滞则血凝,血病多及气,气病必及血。朱祝生指出,痛经多为气滞血瘀引起,故治疗时应在活血的同时佐以调气,使血随气行,通则不痛。并且,朱祝生强调单纯治血莫如气血两通,于活血药中加入部分理气药,可加强活血效果,而理气之重,重在调肝。方中使用黄芪、当归、川芎、红花、桃仁、茜草等先补益气血,又通经水、活血化瘀;延胡索、川楝子、白芍柔肝缓急止痛,与柴胡、郁金调肝理气,调畅气机,共奏调经理气止痛之妙用。

案三:经期腹痛难忍,畏寒,乳房胀痛,属气滞血瘀,治以疏肝理气、益气调经、活血化瘀止痛,疗效佳。

旷某,女,47 岁,2013 年 4 月 15 日初诊。

主诉:经期腹痛难忍,畏寒,乳房胀痛。

患者诉 13 岁开始月经初潮至今痛经不愈,曾就诊于贵州省及重庆市各大医院,行 B 超、CT 等各种检查,未见器质性病变,予对症支持治疗,疗效不佳,遂就诊于我院中医门诊。现症:每次腹痛难忍,严重时晕倒,大汗淋漓,平素畏寒怕冷,经期乳房胀痛,平素易怒,工作压力大,加班熬夜,饮食不节,每次痛经都要卧床休息 1~2 天才稍缓,饮食、睡眠、二便均可,白带未见异常,舌淡苔白,脉沉细而弦。

辨证:气滞血瘀。

治法:疏肝理气,益气调经,活血化瘀止痛。

处方:北柴胡 10g,白芍 15g,佛手 10g,郁金 10g,熟地黄 10g,川芎 10g,当归 10g,红花 10g,茜草 10g,延胡索 10g,川楝子 10g,乌药 10g,枳壳 10g,艾叶 10g,黄芪 15g,党参 15g,莪术 10g,甘草 6g。

每次月经来之前 1 周开始服药,7 剂,水煎服,每日 1 剂。

经服上方加减 21 剂痊愈。

按:朱祝生认为,痛经患者应在月经来之前 1 周开始服药,疗效佳。对于痛经的治疗,首先必须明确诊断,然后针对病因,分别采取活血化瘀、疏肝理气、温经散寒、除湿、益气补血、益肾养肝等法治疗,其中应切记疏肝调经,只有这样才能效果明显。

(六) 闭经

案一:与人争执,致使经行骤止,属肝郁气滞、瘀血内阻,治以疏肝理气、活血化瘀,疗效佳。

李某,女,44 岁,2016 年 6 月 11 日初诊。

主诉:月经推后 1~2 周。

患者平素性情急躁,1 年前与人争执,致使经行骤止,为此就诊于贵州医科大学附属医院、贵州省人民医院,行 B 超、CT 及其他妇科检查,未见异常,后经过西医治疗(具体不详),时有月经。今年 5 月后,月经推后 1~2 周,色深有瘀血块,经量逐月递减,终至经闭不行,经期伴双乳房胀痛,时有小腹疼痛、喜按、得热不能缓解,饮食、睡眠、二便可,舌红苔黄腻,脉沉细弦。

辨证:肝郁气滞,瘀血内阻。

治法:疏肝理气,活血化瘀。

处方:北柴胡 10g,白芍 10g,郁金 10g,佛手 10g,熟地黄 15g,当归 10g,川芎 10g,桃仁 10g,红花 10g,茜草 10g,土鳖虫 6g,蜈蚣 1 条,地龙 10g,黄芪 15g,莪术 10g,枳壳 6g,益母草 15g,水蛭 6g,甘草 6g。

20 剂,每剂服 1 日,日服 3 次,连服 20 日,下月月经前 1 周再服 4 剂。

3 个月后复诊,经行如常。

案二：无明显诱因闭经 3 年余，属肝肾亏虚，治以补养肝肾、疏肝补血调经，疗效佳。

潘某，女，23 岁，2017 年 5 月 6 日初诊。

主诉：闭经 3 年余。

患者为公务员，平素工作紧张，无明显诱因月经突然停止 3 年余，分别就诊于贵州医科大学附属医院、贵州省人民医院，行 B 超、激素等检查，未见异常，其间行西药治疗，具体不详，治疗后未见好转。患者为求中医治疗，就诊于我院中医门诊。现症：无明显诱因闭经 3 年余，常伴腰酸，腹部隐痛、喜按，自诉常常头晕，胸闷，无呕吐不适，神疲乏力，少气懒言，纳少，睡眠尚可，舌胖大、边有齿痕，舌淡苔黄，脉沉。

辨证：肝肾亏虚。

治法：补养肝肾，疏肝补血调经。

处方：北柴胡 10g，防风 10g，钩藤 10g，白芷 10g，延胡索 10g，川楝子 10g，乌药 10g，白芍 10g，郁金 10g，佛手 10g，熟地黄 15g，枸杞 15g，当归 10g，川芎 10g，桃仁 10g，红花 10g，三棱 10g，茜草 10g，五味子 10g，鹿衔草 10g，黄芪 15g，覆盆子 15g，菟丝子 15g，甘草 6g。

6 剂，水煎服，每剂服 1 日，日服 3 次。

二诊：5 月 13 日。诉本月第 1 周感腹痛，乳房胀，月经未至，但腰酸、头晕明显好转，饮食、精神可。朱祝生认为，前方疗效已显，但还需加强活血通络的作用，拟前方去白芷、钩藤，加土鳖虫 6g，地龙 10g。再行 16 剂，服法同前。

三诊：月经已至，但经量很少、色暗有瘀块，并伴有腹痛。继续服用上方调治 2 个月,病愈。

按: 朱祝生认为,闭经的辨证,必须与详细询问病史及全面检查相结合,辨证的重点在于分清虚实。凡已逾初潮年龄尚未行经,或月经量渐少而终至闭经,并伴有头晕肢软、心悸失眠、时或腰酸、形体消瘦者,为血枯虚证;凡以往月经之周期,经量尚属正常而突发经闭,并伴胸腹胀满、小腹胀痛、形体肥胖壮实者,为血滞实证。临床上以虚证或本虚标实者多见,分清虚实后方能事半功倍。

(七) 子宫肌瘤

子宫肌瘤属中医"癥瘕""积聚"范畴,是女性生殖系常见的良性肿瘤,多发生于中年妇女,以 40~50 岁最多,20 岁以下极为少见,以宫体肌瘤多见。临床表现:多数患者无症状,仅于妇科检查或 B 超检查时被发现。

案一:月经周期不规则、经量多,属肝郁气滞、瘀血内阻、结聚胞宫,治以疏肝理气、活血化瘀、软坚散结,疗效佳。

李某,女,47 岁,2014 年 8 月 11 日初诊。

主诉:月经量增多,周期不规则 6 个月。

患者 6 个月以来,无明显诱因月经量增多,周期不规则。曾就诊于贵阳市各大医院,检查诊断为"子宫肌瘤",经对症支持治疗后,效果不明显,遂就诊于我院中医专家门诊。患者平素工作紧张,常心烦易怒,月经前 5~7 天出现腹胀,腹痛,腰酸胀,双侧乳房胀痛,情绪不稳定,白带增多、有臭味,B 超检查发现子宫颈部有 1cm×1cm 子宫肌瘤,饮食、睡眠、二便均可,舌淡苔白,脉弦数。

辨证: 肝郁气滞,瘀血内阻,结聚胞宫。

治法: 疏肝理气,活血化瘀,软坚散结。

处方: 北柴胡10g,白芍10g,郁金10g,佛手10g,熟地黄10g,当归10g,川芎10g,延胡索10g,川楝子10g,乌药10g,枳壳10g,红花10g,茜草10g,黄芩10g,栀子10g,龙胆10g,天花粉10g,黄芪15g,土鳖虫6g,地龙10g,莪术10g,甘草6g。

14剂,水煎服,每剂服1日,日服3次,14天1个疗程。

上方加减连服1个月,月经量明显减少,月经周期基本正常。

案二: 无明显诱因月经量增多、周期不规则,属肝郁气滞、湿热内蕴、瘀阻胞宫,治以益气疏肝、清热除湿、活血化瘀、软坚散结,疗效佳。

杨某,女,41岁,2014年9月15日初诊。

主诉: 月经量增多,周期不规则3个月。

3个月来,患者无明显诱因月经量增多,周期不规则,曾就诊于贵阳市各大医院,诊断为"子宫肌瘤",行对症支持治疗,疗效不佳,遂就诊于我院中医专家门诊。患者月经量增多,月经周期不规则,经前5~7天腹胀,腹痛,腰酸胀,双侧乳房胀痛,情绪不稳定,心烦易怒,白带多、色黄、有异味,舌淡苔黄,脉弦数。B超检查发现子宫颈部有1cm×0.5cm子宫肌瘤,其余未见异常。血常规、肿瘤标志物、女性激素、凝血全套、生化全套结果均未见异常。

辨证: 肝郁气滞,湿热内蕴,瘀阻胞宫。

治法：益气疏肝,清热除湿,活血化瘀,软坚散结。

处方：党参 15g,白术 10g,黄芪 20g,茯苓 10g,熟地黄 15g,当归 10g,川芎 10g,白芍 10g,黄精 10g,枸杞 10g,延胡索 10g,北柴胡 10g,郁金 10g,佛手 10g,狼牙草 15g,鸡冠花 15g,龙胆 15g,黄芩 10g,栀子 10g,土鳖虫 6g,地龙 10g,莪术 10g,桃仁 10g,红花 10g,甘草 6g

7 剂,水煎服,每剂服 1 日,日服 3 次,14 天 1 个疗程。

上方加减连服 4 个月。白带减少、无异味,月经量减少,经期腹痛已止,月经周期基本正常。

按：中医学对"癥瘕"的病因病机、治疗有非常系统的概括。朱祝生认为,该病在病因上应强调内外因素的相互影响;在病机上,属"瘀血内停";在治疗上,采用攻补兼施的方法,即"攻邪不忘扶正"。这些观点对我们认识、治疗子宫肌瘤具有现实指导意义。瘀血内停是本病的病机关键,治法上遵循《素问》"坚者削之,客者除之,劳者温之,结者散之,留者攻之""可使破积,可使溃坚"的原则,采用活血化瘀、破积消癥为主,辅以温通活血、泻下逐瘀或者消补结合。临床多按经期、平时两个时间段分别论治。经期重在活血化瘀,平时重在活血消积。根据兼证,或破血,或理气,或温经散寒,或清热养阴,或导痰消积、软坚散结;如果出血较多,虚实兼见,又应当攻补兼施。用药遵循《黄帝内经》"大积大聚……衰其太半而止"的原则,防止攻伐过度,伤其气血。本病为顽疾,需图缓而攻之,非朝夕之间可治愈。中医治疗要掌握好适应证,原则上肌瘤过大,有明显压迫症状,伴有肌瘤坏死、贫血,合并心、肝、肾等严重内科疾病时,都不建议单独中医治疗;如肌瘤较小、无症状,可不必治疗,注意复查即可;其余可行中医治疗。

(八) 带下病

案:带下较多,色白而稀,属脾气虚,治以疏肝健脾益气、固摄止带,疗效佳。

唐某,女,31 岁,中学教师,家住贵阳市二桥,2016 年 4 月 25 日初诊。

主诉:带下较多,色白而稀 4 个月。

4 个月来,患者带下较多,为此曾就诊于贵阳市各大医院,行各项检查,未发现异常。现症:带下较多,色白而稀,时觉肢寒畏冷,下腹部发冷隐痛,常常神疲乏力懒言,饮食不佳,睡眠,抑郁寡欢,便溏,舌淡苔白,脉细弱。

辨证:脾气虚。

治法:疏肝健脾益气,固摄止带。

处方:北柴胡 10g,白芍 10g,郁金 10g,佛手 10g,鸡冠花 15g,白果 10g,狼牙草 15g,党参 20g,炒薏苡仁 20g,巴戟天 20g,炒白术 10g,茯苓 20g,乌贼骨 20g,山药 10g,甘草 6g。

6 剂,水煎服,每剂服 1 日,日服 3 次。

二诊:经朱祝生治疗后,患者诉带下仍然较多,色白而稀稍有好转,仍然肢凉畏冷,下腹部发冷隐痛,舌淡苔白,脉细。朱祝生根据患者仍然肢凉畏冷、下腹部发冷隐痛等症状表现,加用肉桂、山茱萸、桂枝温肾,通络关节;加用煅龙骨、煅牡蛎固摄止带。方药调整为:人参 10g,

炒白术 10g,茯苓 20g,甘草 6g,炒薏苡仁 20g,巴戟天 20g,山药 10g,乌贼骨 20g,肉桂 10g,山茱萸 10g,桂枝 10g,煅龙骨 30g,煅牡蛎 30g。

6剂,水煎服,每剂服1日,日服3次。

共服21剂后,白带大减,余症亦消。

🔘**按:**《傅青主女科》记载:"夫带下俱是湿症……夫白带乃湿盛而火衰,肝郁而气弱,则脾土受伤,湿土之气下陷。"朱祝生认为,此类患者带下病多表现出体质不足,中气不足,脾虚失固,而显脾虚气弱之征。因本类患者脾阳虚弱,不能固涩止带,阳虚卫外不固,温煦功能失常,故可见肢寒畏冷、下腹部发冷隐痛;脾虚导致气血亏虚,故可见乏力懒言。治疗本病时,还应考虑患者平素肝气郁结,气机不畅。朱祝生认为,该患者因为脾气虚弱,不能固涩止带,气虚卫外不固,温煦功能失常,加之慢性病情志不畅而肝失疏泄,出现抑郁寡欢,故须疏肝调畅气机。二诊以"健固汤"加收敛固涩之龙牡等药,方证合拍,病获痊愈,其中人参、白术、茯苓、甘草、肉桂温脾益气。

(九) 不孕

案一:结婚3年未能生育,属于肝郁肾虚,治以疏肝益气、补肾兼以清热,疗效佳。

安某,女,32岁,2017年11月8日初诊。

主诉:月经先期,经期腹痛,经量少、色暗有块。

患者结婚3年,未采取避孕措施,未能生育,男方检查均正常。患者曾就诊于贵州省各大医院,检查、治疗后,疗效不明显。现症:患者常常月经先期,经期提前

7~10 天不等,经期腹痛,经量少、色暗有块,常伴腰酸,乏力,口苦,饮食、睡眠、二便均可,舌红苔黄,脉细弦数。查激素:雌二醇 507.8pmol/L,促卵泡激素 3.64U/L,孕酮 0.505ng/ml,睾酮 1.530ng/ml,垂体催乳素 297.7mU/L,促黄体生成素 7.64mU/ml。血常规、生化全套检查、B 超检查均未见异常。

辨证:肝郁肾虚。

治法:疏肝益气、补肾兼以清热。

处方:北柴胡 10g,郁金 10g,白芍 10g,佛手 10g,熟地黄 15g,山茱萸 10g,茯苓 10g,牡丹皮 10g,怀山药 15g,何首乌 15g,黄精 15g,枸杞 10g,覆盆子 10g,菟丝子 15g,车前子 10g,黄芪 20g,党参 15g,枳壳 10g,陈皮 10g,黄芩 15g,栀子 15g,茜草 10g,甘草 6g。

10 剂,水煎服,每剂服 1 日,日服 3 次。

二诊:11 月 30 日。患者月经量增多,经色转红,腰酸乏力明显好转。考虑前方疗效可,继予前方,再服 10 剂。

三诊:12 月 25 日。月经基本正常,未诉不适。前方再服 10 剂。

四诊:2018 年 1 月 16 日。查雌二醇 278.5pmol/L,促卵泡激素 5.34U/L,孕酮 0.287ng/ml,睾酮 1.39ng/ml,垂体催乳素 201.7mU/L,促黄体生成素 6.94mU/ml。证属肝郁肾虚,治宜疏肝益气补肾。

1 个月后随访,已怀孕。

按:朱祝生治疗不孕,认为其辨证要点多与肝气不疏、气血两虚、脾肾虚弱有关,尤以肝、肾为要,所以常用疏肝之品加五子衍宗丸补肾,常常能收获较好疗效。

案二:尝试孕二胎,未果,白带多、有异味,属于肝郁、肾阳虚、脾虚湿注,治以疏肝益气温肾、健脾利湿,疗效佳。

郑某,女,45岁,2017年11月8日初诊。

主诉:月经先后不定期,经期乳房及腹部冷胀痛1年。

患者曾生育一女,1年前开始备孕,尝试孕二胎,未果,就诊于贵阳市各大医院,行B超、女性激素、生化全套等检查,未见明显异常。经治疗后一直未孕,遂就诊于名医工作室。目前,患者月经先后不定期,经期乳房及腹部冷胀痛,经量少、色暗有块,白带多、有异味,肢软乏力,腰酸重痛,舌淡胖,苔白厚,脉沉细,孕酮、雌二醇均偏低。

辨证:肝郁、肾阳虚,脾虚湿注。

治法:疏肝益气温肾,健脾利湿。

处方:北柴胡10g,郁金10g,白芍10g,佛手10g,熟地黄15g,山茱萸10g,茯苓10g,牡丹皮10g,怀山药15g,当归10g,川芎10g,何首乌15g,黄精15g,枸杞10g,覆盆子10g,菟丝子15g,韭子15g,狼牙草15g,茵陈15g,鸡冠花15g,黄芪15g,枳壳10g,陈皮10g,茜草10g,艾叶10g,吴茱萸10g,益母草10g,甘草6g。

20剂,水煎服,每2日1剂。

二诊:2018年1月25日。白带减少,月经推后5天,经期乳房及腹部胀痛有减。前方去狼牙草,再服10剂,服法同前。

2018年3月20日,因春节未来复诊,自行将上方服药半月。

2018 年 5 月 24 日，自查尿妊娠试验阳性，后经医院确诊为妊娠。

按： 朱祝生治疗不孕，辨证要点为肝气不疏、气血两虚、脾肾虚弱，尤以肾为要。选方常用五子衍宗丸，根据辨证分别与六味地黄汤、四物汤、四君子汤联合运用，同时加以疏肝而取效，值得推广。

调肝治疗子宫内膜异位症验案

案：无明显诱因出现痛经，属于肝胃不和、心肝血虚、肝脉瘀阻，治以疏肝和胃、补血安神、活血化瘀，疗效佳。

张某，女，41 岁，2013 年 1 月初诊。

主诉： 痛经 6 个月余。

患者 6 个月前出现痛经，自服姜糖水缓解，随后 5 个月每次月经均痛经，遂行妇科常规检查，扪及盆腔内右侧触痛性硬结，癌抗原 12-5（CA12-5）测定未见异常，激素检查未见明显异常，腹腔镜检查可见典型子宫内膜异位症病灶、硬结直径约 0.2cm，确诊为子宫内膜异位症，建议手术治疗。因患者拒绝手术，遂来寻求中医治疗。现症：痛经，得热则减，血块紫暗，平素急躁易怒，颈椎腰椎不适，胃胀，寐差易醒，二便调，舌色淡红、苔薄白、脉弦细。

辨证： 肝胃不和，心肝血虚，肝脉瘀阻。

治法： 疏肝和胃，补血安神，活血化瘀。

处方: 逍遥散加减。

柴胡 10g, 当归 10g, 炒白芍 15g, 炒白术 15g, 茯神 30g, 生酸枣仁 30g, 柏子仁 15g, 合欢皮 10g, 夜交藤 10g, 香附 10g, 郁金 10g, 川楝子 6g, 生麦芽 15g, 益母草 30g, 川牛膝 15g, 佛手 10g, 丹参 10g, 桑寄生 30g, 续断 10g, 炙甘草 10g, 桃仁 10g, 红花 10g, 三棱 10g, 莪术 10g, 小茴香 10g。

上方加减治疗共 4 个月余, 患者服药过程中痛经程度逐渐减轻、次数减少, 到治疗第 3 个月已无明显痛经, 后上方又加减服用月余, 未再发。建议进行复查, 做妇科常规检查及腹腔镜检查, 1 个月后随访告知复查结果提示无明显异常。

按: 本案为妇科病, 叶天士首先提出"女子以肝为先天", 逍遥散是调肝名方。本案患者痛经且平素急躁易怒、胃胀, 为肝胃不和的表现, 治疗以逍遥散加减, 疏肝解郁、调和脾胃; 加生酸枣仁、柏子仁、合欢皮、夜交藤, 以养心肝之血, 安神助眠; 加益母草、川牛膝、丹参、桃仁、红花、三棱、莪术, 活血化瘀, 以行气活血止痛。因患者痛经得热则减, 为肝经有寒, 遂加小茴香, 以散肝经之寒, 终获满意疗效。

"怪病"治痰、治瘀验案

案一: 反复咳痰气喘 5 年余, 加重 2 个月, 属于肺气阴两虚、痰热蕴肺、气滞血瘀, 治以益气养阴、清热化痰平喘、疏肝解郁, 疗效佳。

麻某, 男, 53 岁, 2018 年 7 月 29 日初诊。

主诉: 反复咳痰气喘 5 年余,加重 2 个月。

患者于 2013 年 4 月 11 日因反复咳嗽,咳痰,气喘,就诊于贵州省第三人民医院中医专家门诊,经相关检查,诊断为锰中毒。现诊见:咳痰气喘,胸闷,痰黄量少,整夜不能平卧,四肢乏力,时感手足心热,沉默寡言,表情淡漠,舌红,苔黄厚,脉弦细弱。精神尚可,饮食可,睡眠一般,大便干,小便少黄。

辨证: 肺气阴两虚,痰热蕴肺,气滞血瘀。

治法: 益气养阴,清热化痰平喘,疏肝解郁。

处方: 北柴胡 10g,白芍 10g,郁金 10g,苏子 10g,葶苈子 10g,佛手 10g,合欢皮 10g,黄芪 20g,沙参 10g,当归 10g,川芎 10g,苍术 15g,茯苓 10g,白术 10g,黄芩 15g,夏枯草 15g,麦冬 15g,天竺黄 15g,胆南星 10g,甘草 6g。7 剂,水煎服,日 1 剂,3 次/d。

二诊: 患者咳喘减轻,痰黄改善,胸闷减轻,舌红,苔黄不厚,脉弦细弱。仍拟前方加减,前方去胆南星,加浙贝母 10g。

三诊: 患者咳喘、痰黄均较前减轻,但不喜言语,不愿交流,自汗,脉舌同前。拟前方重用黄芪 30g,加防风 10g、浮小麦 15g、麻黄根 15g。7 剂,水煎服,日 1 剂,3 次/d。

四诊: 汗出减少,神态显好,饮食略增,效不更方。

通过 3 个多月的治疗,患者症状好转。

按: 朱祝生指出,对于锰中毒患者,治疗上较为困难。该患者不仅锰中毒,还兼有抑郁症。此乃气虚、气滞、痰湿、瘀血聚于一身。对于抑郁症患者的诊治,正如

《素问·六元正纪大论》所言"木郁达之"和清代李用粹《证治汇补》所载"郁病虽多,皆因气不周流,法当顺气为先",治疗方法就是以调畅气机、疏肝解郁为要点。

案二:失眠、焦虑抑郁 10 余年,属于肝郁血虚、心神失养,治以疏肝解郁、养心安神、活血行气,疗效佳。

张某,女,30 岁,2017 年 11 月 22 日初诊。

主诉:失眠、焦虑抑郁 10 余年。

患者 10 余年前因初恋时与男友分手,突发出现脑内一片空白,思维混乱,眠差,就诊于贵州省某精神病医院,诊断为"精神分裂症""强迫症",予"利培酮""帕罗西汀""氯硝安定"等抗精神类及镇静安神药治疗,服药后病情有所控制,睡眠尚可,且自行上班 3 年(2008—2011年)。2012 年结婚后,症状有所反复,出现心烦、失眠、不愿和人交流,易激惹,再次服用上述药物,症状有所控制,但不能正常上班。2017 年 8 月出现闭经,2017 年 11 月自行停用上述药物,但出现夜不能寐,时有连续几日整夜未眠,就诊于多位中医,服用中药均未见效,慕名来诊。症见月经至今未潮,夜寐极差,梦多,易醒,心烦易怒,舌淡紫、稍胖、边尖红,苔薄白,脉沉细。

辨证:肝郁血虚,心神失养。

治法:疏肝解郁,养心安神,活血行气。

处方:柴胡疏肝散合柏子养心丸加减。

北柴胡 10g、白芍 15g、郁金 10g、佛手 10g、石菖蒲 15g、熟地黄 15g、当归 10g、川芎 10g、柏子仁 15g、生酸枣仁 15g、朱茯神 10g、黄芪 15g、百合 15g、菟丝子 15g、覆盆子 15g、五味子 15g、枸杞子 15g、土鳖虫 15g、地龙

10g,制乳香 10g,制没药 10g,茜草 10g,红花 10g,甘草 6g。7 剂,水煎服,2 日 1 剂,3 次 /d。

二诊:12 月 7 日。患者仍夜寐差,可勉强睡足 1 小时,且睡眠浅,多梦,月经偶有少许、色黑,经期 1 天左右。舌边红、稍胖大,苔薄白,脉细弱。证属肝郁阴血亏虚,心神失养,神浮不藏;治宜重镇安神,疏肝活血,益气养阴,故加龙骨、龙齿、珍珠母以重镇安神。

处方:北柴胡 10g,白芍 15g,郁金 10g,佛手 10g,石菖蒲 10g,当归 10g,川芎 10g,枸杞子 10g,红花 10g,丹参 15g,炒酸枣仁 15g,柏子仁 15g,益智仁 15g,茯神 15g,麦冬 15g,五味子 10g,黄芪 15g,茜草 10g,龙骨(先煎)20g,龙齿(先煎)20g,珍珠母(先煎)20g,甘草 1g。7 剂,水煎服,2 日 1 剂,3 次 /d。

三诊:12 月 28 日。患者睡眠较前改善,可入睡 2~3 小时,梦多,心烦减少,月经量较前稍增多,舌红、胖大,苔薄白,脉沉细。辨其神无所养,肝郁血虚,瘀血仍存;治宜疏肝解郁养血,益气活血,镇静安神。在前方基础上,加琥珀(包煎)20g、益母草 15g,增强镇静安神、活血祛瘀调经作用,用法同前。

四诊:2018 年 1 月 29 日。患者服药后,夜寐好转,月经稍多,效不更方。

五诊:2018 年 2 月 28 日。患者眠可,夜寐 5~6 小时,月经基本正常,月经如期而至,经期 3 天左右,量少、色偏黑,舌红,舌边青紫,苔薄白,脉沉细。肝郁日久化火,拟原方加用黄芩清热凉血,去益母草活血调经。

处方:北柴胡 10g,白芍 15g,郁金 10g,佛手 10g,

石菖蒲 10g，当归 10g，川芎 10g，枸杞子 10g，红花 10g，丹参 15g，炒酸枣仁 15g，柏子仁 15g，益智仁 15g，茯神 15g，麦冬 15g，珍珠母(先煎)20g，五味子 10g，黄芪15g，茜草 10g，龙骨(先煎)20g，龙齿(先煎)20g，琥珀(包煎)20g，黄芩 15g，甘草 10g。7 剂，水煎服，2 日 1 剂，3 次 /d。

六诊：2018 年 3 月 28 日。患者眠可，月经量较前增多，近 20 天自感有强迫思维，时有不必要的担忧，焦虑，舌淡、偏紫、边有齿痕，苔薄白，脉弦。辨其肝气郁久难解，焦虑症状加重，故加代代花 12g、绿萼梅 12g，加强疏肝和胃作用，用法同前。

七诊：2018 年 4 月 30 日。患者眠可，仍有喜猜想，时有强迫症，面色红润，舌胖大，口唇红，苔薄白，脉细弱。去龙骨、龙齿、茜草，加合欢皮，加强解郁、宁心安神之功。

处方：北柴胡 10g，白芍 15g，郁金 12g，佛手 10g，石菖蒲 10g，当归 10g，川芎 10g，枸杞子 10g，丹参 15g，炒酸枣仁 15g，柏子仁 15g，益智仁 15g，朱茯神 15g，麦冬15g，五味子 10g，黄芪 15g，珍珠母(先煎)20g，琥珀(包煎)20g，黄芩 15g，代代花 12g，绿萼梅 12g，合欢皮 15g，甘草 10g。7 剂，水煎服，2 日 1 剂，3 次 /d。

八诊：2018 年 6 月 9 日。患者眠可，月经量较前增多，近 10 天时有强迫症状，偶有不必要的担忧，稍焦虑，舌淡、偏紫、边有齿痕，脉弦。

处方：柴胡 10g，白芍 15g，郁金 10g，佛手 10g，石菖蒲 10g，当归 10g，川芎 10g，枸杞子 10g，红花 10g，丹参15g，酸枣仁 15g，柏子仁 15g，益智仁 15g，茯神 15g，麦冬

15g,五味子 10g,黄芪 15g,茜草 10g,黄芩 15g,琥珀(包煎)20g,珍珠母(先煎)20g,龙骨(先煎)20g,龙齿(先煎)20g,代代花 12g,绿萼梅 12g,甘草 10。15 剂,水煎服,2 日 1 剂,3 次 /d。

服药近月余,其间睡眠近正常,未服用西药,强迫症的症状偶有,月经经量增加,偶有腹胀,舌红、两边紫暗,苔薄,脉细弦。上方加代赭石疏肝,加枳壳、木香、延胡索、川楝子行气、消胃脘胀痛。蜜制为丸调治。

按:本病的主要特征是精神抑郁。朱祝生讲解该病治疗大法为"木郁达之"。治疗本病的方法为调畅气机,疏肝解郁。北宋王安道在《医经溯洄集·五郁论》中曰:"凡病之起也,多由乎郁。郁者,滞而不通之义。"《丹溪心法·六郁》曰:"气血冲和,万病不生,一有怫郁,诸病生焉。故人身诸病,多生于郁。"由此可见,气机郁滞,气郁日久不愈,由气及血,变生多端,百病生也。

近年发现,临床上常见抑郁患者,有年轻化趋势。应该说明,本病患者初病多实,以六郁见证为主,其中以气郁为病变基础。病久则由实转虚,引起心、脾、肝气血阴精的亏损,成为虚证类型。另外,本病还多见痰饮和瘀血,并有痰瘀互结,故病机复杂,虚实互见。实证治以疏肝理气为主,依其病情分别配以行血、化痰、利湿、清热、消食之剂;虚证则以益气血扶正为法。处方中常用柴胡、枳壳、香附、郁金疏肝行气解郁。因本病患者往往病程较久,瘀血渐成,需配以川芎、丹参、芍药、甘草活血化瘀。

朱祝生认为,本病治疗的关键,不仅需要药物,更要注重精神上的治疗,家人需更多关心患者,多对其进行情绪开导,充分调动患者对生活的积极性,树立正确的乐观精神,这样可以事半功倍。归根到底,本病治疗方法应以调畅气机、疏肝解郁为要点。

治痰饮病重在温阳验案

案一:咳喘 10 余年,属于寒饮内伏、上射于肺,治以内温肺胃以散水寒,疗效佳。

卢某,男,67 岁。

主诉:咳喘 10 余年。

患者诉 10 年来反复出现咳喘,咳嗽、咳痰,冬重夏轻,许多大医院均诊为"慢性支气管炎",后逐渐发展,诊断为"慢性阻塞性肺疾病",曾多次就诊于中、西医院,予中西药物治疗,效果均不佳。今慕名前来求治。诊见:气喘,憋闷感,咳嗽,咳痰,咳吐稀白之痰,夜晚则加重,不能平卧,晨起则吐痰多,吐白色泡沫痰,时有黏痰,易咳,舌淡,苔薄白,脉弦、寸有滑象。精神饮食差,二便基本正常。既往有 30 余年吸烟史,每天 1 包左右;已戒烟几年。

辨证:寒饮内伏,上射于肺。

治法:内温肺胃以散水寒。

处方:麻黄 10g,桂枝 10g,干姜 10g,五味子 10g,细辛 6g,半夏 14g,白芍 10g,炙甘草 10g。7 剂,水煎服,日 1 剂,3 次 /d。

按:小青龙汤是治疗寒饮咳喘的一首名方。张仲景用它治疗"伤寒表不解,心下有水气",以及"咳逆倚息不得卧"等支饮为患。小青龙汤虽为治寒饮咳喘的有效方剂,但毕竟发散力大,既能上耗肺气,又能下拔肾根。虚人误服后,可出现手足厥冷,气从少腹上冲胸咽,其面热如醉状等。因此,本方应中病即止,不可久服。一旦病情缓解,即改用苓桂剂类以温化寒饮。此即《金匮要略》"病痰饮者,当以温药和之"的精神。

案二:反复咳喘 30 余年,属于寒饮久伏、复感风寒、引动伏饮、肺脾肾俱虚,治以温肾补脾、宣肺化饮,疗效佳。

李某,女,55 岁,2014 年 10 月 5 日就诊。

主诉:反复咳喘 30 余年。

患者自述 30 余年来常因受凉、感冒后反复出现咳嗽、咳痰,时有喘息,上述症状经常发作,冬季为甚,近因气温骤降,咳喘又起。诊见:咳逆喘满不得卧,咳痰清稀不爽,面色青晦,形体瘦弱,舌淡胖嫩、边有齿痕,苔薄白,脉弦滑。精神饮食尚可,睡眠尚可,二便正常。既往无吸烟史,但常常从事炒菜等家务劳动。

辨证:寒饮久伏,复感风寒,引动伏饮,肺脾肾俱虚。

治法:温肾补脾,宣肺化饮。

处方:补体化痰汤加减。

蜜麻黄 8g,桂枝 6g,白芍 12g,细辛 5g,五味子 5g,干姜 5g,半夏 15g,苏子 15g,党参 10g,黄芪 15g,葶苈子 10g,白芥子 10g,丹参 10g,甘草 6g。3 剂,水煎服,日 1 剂,3 次/d。

二诊:患者服药后,咳喘平息。继以上方加菟丝子

10g、肉苁蓉 10g、附片 10g(先煎)、肉桂 10g、蛤蚧 1 对，以益肺补脾，温肾纳气。

服药半年，哮喘一直未发，面色红润，精神颇佳。

按：患者哮喘发作，以咳痰清稀为特征，病延多年，正气虚损。饮为阴邪，得阳则化，治疗给予益肺补脾、温肾纳气之剂，收显效著。

案三：反复眩晕 2 年余，加重 1 个月，属于痰饮中阻、浊阴上逆、清阳不升，治以温阳化饮、和胃降逆，疗效佳。

张某，女，65 岁，2015 年 11 月 6 日就诊。

主诉：反复眩晕 2 年余，加重 1 个月。

患者诉 2 年前无明显诱因出现眩晕，视物旋转，恶心、欲吐、心慌、汗出，就诊于某西医院，诊断为"梅尼埃综合征"，予输液治疗(具体药物不详)后好转。以后上症常时未再发作。1 个月前，患者劳累后出现头晕，无视物旋转，1 个月来数发，发时头晕目眩、甚则昏倒，不能行动，心悸，脘痞纳呆，呕吐清水，肢体面目浮肿，舌淡，苔白润，脉弦。精神差，饮食差，睡眠一般，大便正常，小便频多。

辨证：痰饮中阻，浊阴上逆，清阳不升。

治法：温阳化饮，和胃降逆。

处方：茯苓 30g，桂枝 10g，白术 15g，甘草 3g，泽泻 10g，半夏 15g，石决明 30g，生姜 2 片。

服上方 3 剂后，诸症减轻；续服 10 剂，诸症消除。随访 3 个月，未见复发。

按：患者眩晕发作，伴有心悸、脘痞纳呆，呕吐清水，肢体面目浮肿,舌淡,苔白润,脉弦等,选苓桂术甘汤、小半夏加茯苓汤、泽泻汤三方合用,共奏温脾化饮、辛散降逆之效。加入石决明,旨在重镇下潜,以降逆气。

案四:胃脘胀痛 1 周,属于饮邪留伏于心下、胃失通降,治以逐水蠲饮、和胃降逆,疗效佳。

杨某,男,32 岁,2015 年 5 月 9 日就诊。

主诉:胃脘胀痛 1 周。

患者 1 周来因饮食不节出现胃脘胀痛,时有呕吐清水,得食及饮水则甚,自觉腹部有水鸣声,心悸,曾就诊于某医院,行电子胃镜检查示十二指肠球部溃疡致幽门水肿、狭窄。予西药治疗(具体药物不详),症状无明显改善,感痛苦,前来就诊。诊见:胃脘胀痛,痞满,不欲饮食,食则即吐,脘部叩之有振水声。舌淡红,苔白腻而润,脉细沉弦。精神饮食差,睡眠差,二便正常。

辨证:饮邪留伏于心下,胃失通降。

治法:逐水蠲饮,和胃降逆。

处方:甘遂 3g,半夏 12g,白术 12g,生姜 2 片,党参 15g,茯苓 10g,饴糖 30g。5 剂,水煎服,日 1 剂,3 次 /d。

二诊:患者服药后,胃脘胀痛消失,呕吐亦止。

按:患者幽门水肿、狭窄性梗阻,与《金匮要略》所载"心下有留饮""膈间有水"近似,结合胃脘胀痛、呕吐清水、脘中有振水声等痰饮病特征,诊断为痰饮、留饮。选用甘遂半夏汤、小半夏加茯苓汤,共取辛散逐饮、和胃降逆之效;辅以饴糖,司甘缓安中之旨,乃"温药和之"。

治咳嗽强调肺胃(脾)同治验案

案一:反复咳嗽 15 年余,再发加重 1 周,属于脾虚肺弱、痰湿内阻,治以补脾益肺、化痰止咳,疗效佳。

卢某,男,57 岁,会计。

主诉:反复咳嗽 15 年余,再发加重 1 周。

患者 15 年前无明显诱因出现反复咳嗽,咳痰,咳白色稀痰,持续时间较长,无明显喘息,后就诊于某医院,经肺部 CT 等相关检查,诊断为慢性支气管炎,并予消炎止咳药物治疗 10 天后症状缓解。但上症常反复发作,冬季尤甚,就诊多次。1 周前,患者受凉后再次出现咳嗽胸闷,喘息气憋,痰多清稀色白,心悸气短,神疲乏力,饮食不佳,面色㿠白,舌淡胖,苔白滑,脉濡兼滑。精神差,二便正常。既往有 30~40 年吸烟史。

辨证:脾虚肺弱,痰湿内阻。

治法:补脾益肺,化痰止咳。

处方:补肺汤加减。

党参 15g,黄芪 15g,五味子 10g,紫菀 10g,款冬花 10g,桑白皮 10g,法半夏 10g,茯苓 10g,橘红 9g,甘草 6g。3 剂,水煎服,日 1 剂,3 次/d。

二诊:患者咳喘减轻,气憋减弱,痰量减少,舌淡胖,苔白不滑,脉弦滑。效不更方,再进 3 剂。

三诊:患者咳喘平息,痰量不多,气短乏力锐减,时感心悸,面色㿠白,舌淡略胖,苔白,脉细弦。证属心肺脾虚,治以补养心肺、健脾化痰,投补肺汤合炙甘草汤加减,调养治疗。

处方：党参 15g，黄芪 15g，橘红 10g，紫菀 10g，款冬花 10g，桂枝 10g，法半夏 10g，茯苓 10g，五味子 10g，白芍 10g，阿胶 15g(烊化)，炙甘草 12g。

服药 7 剂，诸症明显改善。

案二：反复咳喘 10 余年，属于寒饮犯肺，治以温肺散寒化饮，疗效佳。

李某，男，66 岁，会计。

主诉：反复咳喘 10 余年。

患者 10 年前因受凉后出现反复咳嗽，咳痰，咳白色泡沫痰，痰多，自行服用消炎止咳药物，症状可缓解，但上症常因受凉反复发作，冬春季尤甚，并逐渐出现喘促，曾就诊于某西医院，经肺部 CT 等相关检查，诊断为慢性支气管炎(喘息型)。发作时咳嗽气紧，天冷即发，入冬尤甚，咳嗽痰多、清稀而白，咳痰时有不爽，常流清涕，时作喷嚏，口鼻时干，畏寒喜暖，小便清长，大便溏泻，形体瘦小，舌瘦稍红，苔薄而白，脉弦。既往有 30 余年吸烟史，已戒烟 10 余年。

辨证：寒饮犯肺。

治法：温肺散寒化饮。

处方：茯苓 12g，五味子 9g，干姜 6g，细辛 6g，麻绒 9g，杏仁 10g，紫菀 10g，远志 10g，厚朴 10g，甘草 6g。3 剂，水煎服，日 1 剂，3 次 /d。

二诊：患者服药后咳喘锐减，痰量很少，表证解除，仍感气紧畏寒，肢末不温，小便清长，大便溏泻，舌尖微红，苔薄白，脉弦而滑。前方加沉香粉 1g 冲服，3 剂，水煎服,日 1 剂,3 次 /d。

三诊:患者咳喘再减,畏寒减轻,但痰量有增,色白清稀,神疲气短,时有自汗,二便如前,舌尖略红,苔薄白,脉弦而少力。此肺脾已虚,痰湿内阻,拟补肺益脾、化痰止咳,予补肺汤加减调治。

处方:党参 12g,黄芪 12g,五味子 6g,紫菀 9g,款冬花 9g,橘红 9g,法半夏 9g,茯苓 12g,白术 10g,甘草 6g。3 剂,水煎服,日 1 剂,3 次 /d。

案三:反复咳喘 30 余年,属于痰湿内蕴、肺热气逆,治以清热祛湿、止咳平喘,疗效佳。

汪某,男,76 岁,退休工人。

主诉:反复咳喘 30 余年。

患者诉 30 年来常因受凉出现咳嗽、咳痰,开始主要表现以咳嗽、咳痰为主,后病情逐渐加重,反复就诊于某西医院,予抗生素消炎止咳等治疗均可使症状缓解。近 10 年来症状加重,反复出现咳喘。近 2 年来服用中西药,效不显,故前来就诊。诊见:喘促、胸闷,咳嗽气憋,痰多色黄,晨间黏稠难咳,纳呆泛恶,烦躁不安,舌胖、尖红、有瘀斑,苔黄厚腻,脉弦数。精神饮食尚可,睡眠时好时差,大便正常,夜尿频多。既往有 40 余年吸烟史,已戒烟 20 余年。

辨证:痰湿内蕴,肺热气逆。

治法:清热祛湿,止咳平喘。

处方:连朴饮合三子养亲汤加减。

黄连 6g,白芥子 9g,黄芩 10g,栀子 10g,石菖蒲 10g,苏子 10g,厚朴 10g,莱菔子 10g,法半夏 10g,橘红

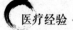

10g,姜汁半匙,甘草 6g。3 剂,水煎服,日 1 剂,3 次 /d。

二诊:患者咳喘减轻,痰量减半,纳呆泛恶锐减,苔厚稍退,脉弦数。再进前方 3 剂。

按:以上 3 案,尽管有寒热虚实之别,但同治肺胃(脾)却是异中之同。咳嗽常因水饮痰湿蕴聚于胃,阻闭于肺,肺失宣降而致,故咳病"皆聚于胃,关于肺",同治肺胃便成为咳病治疗大法之一。临床治咳也常以益气、顺气结合化饮祛痰立法处方,收咳止痰除之效。所以后人在此基础上总结出"脾为生痰之源,肺为贮痰之器""肺不伤不咳,脾不伤不久咳"的理论。

治慢病疏肝、养肝、调畅气机验案

案一:反复头晕 2 周,属于肝阳上亢、肝胃不和,治以平肝息风、疏肝和胃,疗效佳。

王某,男,33 岁,2016 年 4 月 9 日初诊。

主诉:反复头晕 2 周。

患者自述 2 周前无明显诱因出现间歇性头晕,伴头痛,无视物旋转、耳鸣,无心慌、胸闷胸痛,遂就诊于本地市级医院,测血压 150/90mmHg。医师根据患者既往患有高血压病史,建议服降压药,但患者因怕终身服药而拒绝服用,故前来中医门诊就诊。诊见:间歇性头晕,生气或恼怒时则加重,面红赤透青,口苦或口黏,精神尚可,纳可寐差,小便可,大便或干,舌红,苔薄黄略腻,脉浮弦。

辨证:肝阳上亢,肝胃不和。

治法:平肝息风,疏肝和胃。

处方：天麻钩藤饮合丹栀逍遥散加减。

天麻15g,钩藤15g,石决明(后下)30g,决明子(先煎)15g,茵陈30g,菊花10g,夏枯草15g,法半夏10g,柴胡10g,川楝子6g,郁金10g,佛手10g,生麦芽30g,炒白术15g,茯苓15g,当归10g,炒白芍15g,龙胆10g,牡丹皮10g,柏子仁20g,生酸枣仁30g,合欢皮15g,夜交藤15g。7剂,水煎服,每日1剂,早晚分服。

二诊：2016年4月16日。患者服药后,头晕明显减轻,遂予上方再服7天,并每天服用降压药,血压维持在134/84mmHg左右,头晕症状消失,口苦口黏、寐差、便秘明显缓解。

其后,患者又以上方加减服用23周,巩固疗效。

按：本案患者以眩晕为主诉,说明肝风上扰,需要重点治疗,但患者面色红赤透青、口苦、便秘,说明内热盛,热极可以生风,因而清肝凉肝是根本,所以合用丹栀逍遥散,效果明显。

案二：头昏伴烦躁不安月余,属于心肾阴虚阳亢、肝郁气滞、阴阳失调,治以滋阴养肾、疏肝解郁、清心泻火,疗效佳。

刘某,男,77岁,退休工人,贵阳市马王庙。

主诉：头昏伴烦躁不安月余。

患者近1个月来无明显诱因常常头昏,常在下蹲时间较长时头昏明显,无视物旋转、耳鸣、耳聋、头痛、心慌、胸闷,无肢体无力、麻木、言语不利等,常常感烦躁不安,心烦易怒,夜寐不安,口苦口干,腰膝酸软,舌红苔白,脉细数。精神饮食可,睡眠差,小便黄,大便干结。有高血

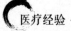

压病史 20 余年,平素测血压收缩压高时可达 170mmHg。现服用降压药治疗,血压控制尚可。

辨证: 心肾阴虚阳亢,肝郁气滞,阴阳失调。

治法: 滋阴养肾,疏肝解郁,清心泻火。

处方: 党参 15g,麦冬 15g,五味子 15g,山茱萸 10g,酸枣仁 12g,北柴胡 10g,白芍 15g,郁金 10g,石菖蒲 10g,龙骨 15g,黄连 10g,丹参 12g,栀子 10g,甘草 6g。7 剂,水煎服,日 1 剂,3 次 /d。

二诊: 患者服药后头晕、失眠好转。前方加益智仁 15g、乌梅 15g,再服药 7 剂,头晕减轻,睡眠如常,诸症改善。

按: 本案病机表现为虚实夹杂,阴虚气滞,阳热上扰,涉及心、肝、肾三脏,故采用滋阴养肾、疏肝解郁、清心泻火之法,起到调整阴阳平衡、镇惊宁心安神之效。方中党参、麦冬益气养阴,阳中求阴;五味子、山茱萸、酸枣仁、北柴胡、白芍、郁金益肾养肝,疏肝柔肝;石菖蒲、龙骨醒神益智,镇惊安神;黄连、丹参、栀子清心火,泻火除烦。诸药合用,阴平阳秘,头晕减,睡眠安。

案三:反复眠差半年,属于肝郁气滞、心脾两虚,治以疏肝养心、健脾安神,疗效佳。

唐某,女,48 岁,1993 年 6 月 7 日初诊。

主诉: 反复眠差半年。

患者诉近半年来无明显诱因出现睡眠较差,表现为入睡困难,易惊醒,眠浅,梦多,伴头晕,神疲乏力,无精神,偶感胸闷,无心慌、胸痛,无视物旋转、耳鸣,无头痛、恶心、呕吐。感非常痛苦,曾服用中药,稍改善,但又反复出现,心烦,时有胁肋部疼痛,月经常常先期、色黑,月经量正常,时有痛经,但不明显,白带时有量多,精神差,饮食一般,大便正常、时有便溏,小便正常,舌胖、边有齿痕,舌淡苔白,脉细弱。

辨证:肝郁气滞,心脾两虚。

治法:疏肝养心,健脾安神。

处方:熟地黄 15g,当归 10g,川芎 10g,白芍 10g,何首乌 10g,枸杞 10g,北柴胡 10g,郁金 10g,石菖蒲 10g,杏仁 10g,柏子仁 10g,琥珀 10g,龙骨 10g,茯神 10g,黄芪 15g,党参 15g,白术 10g,甘草 6g。7 剂,水煎服,日 1 剂,3 次 /d。

二诊:患者服药后,上症明显缓解,症见便秘,稍乏力、胸闷,舌胖苔白,脉细弱。朱祝生依前方化裁,去熟地黄、当归,加桂枝 10g、牡蛎 20g、薤白 10g、枳壳 6g、瓜蒌壳 6g。服药 7 剂,病好如常。

按:清代叶天士《临证指南医案》指出"女子以肝为先天",强调肝在女子生理、病理中的重要作用。在妇科病中,朱祝生指出,疏肝调经,调畅气机尤为重要。

综上所述,肝的疏泄功能正常与否直接影响到机体阴阳是否平衡,故治疗慢性疾病采用疏肝、养肝、调畅气机的治法往往获得较好效果。

发热辨证求机验案

案一:头痛伴发热月余,属于气阴两虚发热,治以补气阴、清虚热,疗效佳。

张某,男,73 岁。

主诉：头痛伴发热月余。

患者诉 1 个月来无明显诱因出现头痛，主要为前额与两侧太阳穴处头痛，呈胀痛或跳痛，下午明显，自测血压偏高，自行服用扩张血管药物，服用过量，随后出现午后低热不退，体温在 37.5~38℃，伴口渴，频频饮水不解，气短乏力，恶心欲吐，出汗较多，不思饮食，无心慌、胸闷胸痛，无肢体无力、肢体瘫痪、饮水呛咳、吞咽困难、意识障碍、二便失禁等，舌红绛而少苔，脉细数。精神尚可，睡眠差，大小便正常。既往有"高血压""心脏病"20 余年。

辨证：气阴两虚（发热）。

治法：补气阴，清虚热。

处方：竹叶石膏汤加减。

竹叶 12g，生石膏 20g，麦冬 30g，知母 15g，党参 15g，炙甘草 10g，法半夏 12g，青蒿 12g，粳米 20g。5 剂，水煎服，日 1 剂，3 次/d。

二诊：患者服药后热退，体温正常，口渴止而不呕吐，饮食恢复。仍觉心烦少寐。上方加黄连 8g、阿胶 10g，以滋阴降火。又服 7 剂，诸症消除。

按：朱祝生通过"审机论治"，立法组方，指出本案患者发热于午后，伴见口渴欲饮，短气乏力，不思饮食，舌红绛少苔，脉细数，病机属于"阳明气津两伤"，因胃虚有热，其气上逆，故见气逆欲吐。选用竹叶石膏汤加减治疗。竹叶石膏汤出自东汉张仲景《伤寒论》，用于治疗"伤寒解后，虚羸少气，气逆欲吐"之证，凡热病或由其他原因导致阳明气津两伤，胃失和降，而见身热有汗、心烦口渴、气逆欲吐、舌红少苔、脉虚数等,皆可应用。本方为清虚热、益气津的代表方剂。

案二:夜间发热汗出 2 个月余,属于心阴虚、心阳浮越、肝气不疏,治以补心阴、潜浮阳、疏肝气,疗效佳。

谭某,男,59 岁。

主诉:夜间发热汗出 2 个月余。

患者诉近 2 个多月以来因工作劳累、心情不悦,出现夜间潮热汗出,有时张目即汗,闭目静卧则不汗,汗后倦怠乏力明显,白天无明显汗出,无盗汗。先后就医多处,用止汗药无效,常感头晕、头痛,无视物旋转、耳鸣、恶心,常感心悸、心慌、胸闷,无胸痛,舌质红少苔,脉浮弱。精神差,饮食尚可,睡眠差,经常失眠,大便正常,小便少。

辨证:心阴虚,心阳浮越,肝气不疏。

治法:补心阴,潜浮阳,疏肝气。

处方:天冬 15g,麦冬 15g,五味子 15g,太子参 20g,茯苓 20g,浮小麦 15g,生龙牡各 20g,炒白术 15g,地骨皮 12g,郁金 10g,佛手 10g,合欢皮 10g,甘草 6g。6 剂,水煎服,日 1 剂,3 次 /d。

复诊:病情好转。再进上方 5 剂。

按《黄帝内经》论汗的内容极为丰富。《素问·宣明五气》曰:"五脏化液,心为汗。"强调汗为心所主。本案属心阴虚,心阳浮越。心阴虚,故夜热、心悸;心阳浮越而不入于阴,故不寐、汗出。《素问·生气通天论》曰:"日西而阳气已虚,气门乃闭。"今阳气浮越,气门不闭,开则汗直随浮阳外出,以卫气行于阳从目始之故。

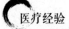

案三:反复低热年余,属于气郁发热,治以疏肝解郁,疗效佳。

陈某,女,37岁。

主诉:反复低热年余。

患者诉1年前无明显诱因出现高热,全身不适,眼睑皮疹,下肢肌肉剧痛,伴无力,上楼困难,屈伸困难,就诊于遵义市第二人民医院,经检查诊断为"急性皮肌炎"收治住院,经治疗后(具体用药不详)肌肉疼痛基本痊愈,皮疹消退。但出院后,每日低热不止,体温在37~38℃波动。诊见:胸胁满闷,心烦,夜寐不安,乏力,频频感冒,舌边尖红,苔白,脉弦。精神差,饮食差,口干口苦,小便少,大便稍干。

辨证:气郁发热。

治法:疏肝解郁。

处方:柴胡16g,黄芩10g,半夏12g,生姜10g,党参10g,炙甘草10g,大枣7枚,当归15g,白芍15g。7剂,水煎服,日1剂,3次/d。

复诊:效不更方。药后病除。

按:朱祝生认为,本案病机为"气郁发热",其辨证着眼病机有二:一是胸胁满闷,心烦不寐,此为少阳枢机不利、气郁不疏之象;二是舌边尖红,脉弦。低热不退又为肝胆之郁热不得宣畅所致。朱祝生指出,治疗此类发热,既不能滋阴壮水以制阳光,也不能苦寒直折,以泻壮火,唯宗《黄帝内经》"火郁发之""木郁达之"之旨,以疏达发散郁火为法,投小柴胡汤治疗。本方为朱祝生治气郁发热之常用方剂,因久病之后,发热不止,必伤阴血,故加当归、白芍以养血滋阴,兼以柔肝。

咳嗽验案

朱祝生善治肺系疾病,常用宣肺、清肺、润肺、温肺、补肺五法治疗肺系喘咳。

案一:喘咳 19 年,受凉加重,属于外感风热、痰浊蕴肺,治以疏风散热、宣肺止喘,疗效佳。

段某,女,63 岁,已婚,汉族,退休工人。湖北人,现住飞山横街,2015 年 12 月 31 日初诊。

主诉:喘咳 19 年,受凉加重。

喘咳 19 年,每遇受凉加重。求治多方,效果不显,慕名前来求医。症见喘息胸闷,喉中痰鸣,难以平卧,咳嗽痰多,色白,恶寒发热,热重寒轻,鼻塞流涕,口鼻干燥,咽喉疼痛,纳呆呕恶,渴喜热饮,小便短赤,舌红瘦,苔黄腻,脉浮滑。

辨证:外感风热,痰浊蕴肺。

治法:疏风散热,宣肺止喘。

处方:桑菊饮加减。

桑叶 9g,菊花 9g,桔梗 9g,连翘 12g,芦根 12g,金银花 9g,瓜蒌壳 9g,浙贝母 9g,黄芩 9g,鱼腥草 9g,橘红 12g,竹茹 12g,甘草 6g。

3 剂,水煎服,日煎 1 剂,服 3 次。医嘱:饮食清淡,防止受凉。

二诊:2015 年 1 月 7 日。药后喘咳减半,痰量减少,表证亦解。昨日因洗鱼,不慎受凉,又现喘咳。但症状较前轻。痰量中等、色白。鼻塞头痛,唇鼻干燥,口淡无味,渴喜热饮,时感心悸,舌红苔黄腻,脉浮滑而结。朱祝生认为,目前患者辨证仍属外感风热、内蕴痰浊,治以疏风散热、宣肺止喘,拟前方去竹茹,加朱茯神。

处方:桑叶 9g,菊花 9g,桔梗 9g,连翘 12g,芦根 12g,金银花 9g,瓜蒌壳 9g,黄芩 9g,鱼腥草 9g,橘红 12g,朱茯神 12g,甘草 6g。

3 剂,水煎服,日煎 1 剂,服 3 次。

三诊:2015 年 2 月 25 日。患者诉近月余感冒较少,喘咳不甚,仍痰多色白呈泡状,气短,心悸,头昏,乏力,舌红苔微黄稍腻,脉结而细滑。证属肺气虚、痰湿阻滞,拟补益肺气、化痰平喘,予补肺汤加减,善后调理。

处方:党参 12g,黄芪 12g,五味子 9g,紫菀 9g,百合 9g,款冬花 9g,橘红 9g,法半夏 9g,茯苓 12g,甘草 6g。

6 剂,水煎服,日煎 1 剂,服 3 次。医嘱:防止受凉,饮食清淡,忌辛辣食物、酒,忌吸入烟等刺激性气味。

按:此为宣肺平喘案,符合先表后里的治疗原则,先用桑菊饮疏风散热。虽未用专药止喘,却收到喘咳平息之效。然后再遵循"病痰饮者当以温药和之"之大法,拟补肺汤,起到益气固表、化痰平喘之效。

案二:喘息咳嗽 18 年,属于痰热蕴肺、清肃不利,治以清热泻肺、化痰平喘,疗效佳。

赵某,男,78 岁,已婚,汉族,退休工人,浙江人,现住本市延安路,2015 年 4 月 22 日初诊。

主诉:喘息咳嗽 18 年。

患慢性支气管炎喘息型并肺结核 18 年,就诊于多家医院行 X 线检查,后积极治疗结核病,咳嗽逐渐减轻。现症:喘息咳嗽,难以平卧,喉中痰鸣,痰多黄稠,不易咳出,食少心悸,形体消瘦,小便短赤,舌红苔黄厚腻,脉沉滑无力。行胸部 CT 及胸部 X 线检查,符合慢性支气管炎变化。血常规提示血象稍高。心电图、凝血全套、生化全套均未见异常。

辨证:痰热蕴肺,清肃不利。

治法:清热泻肺,化痰平喘。

处方:麻杏甘石汤合葶苈大枣泻肺汤加减。

麻黄 9g,杏仁 9g,生石膏 30g,知母 9g,黄芩 9g,芦根 9g,鱼腥草 9g,桑白皮 9g,大枣 5 枚,甘草 6g,葶苈子 9g,朱茯神 12g。

3 剂,水煎服,日煎 1 剂,服 3 次。嘱饮食清淡,防止受凉及刺激性气味。

二诊:2015 年 4 月 26 日。患者诉痰稠变稀,可轻易咳出,咳喘减轻,已能平卧,小便量增,苔厚已退,脉沉滑。朱祝生认为,目前患者病情明显减轻,说明方证对应,嘱其再服前方 3 剂。

三诊:2015 年 4 月 28 日。患者诉喘咳再减,痰色变白,不稠,痰量减少,饮食略增,时有心悸神疲,苔腻不厚,舌尖略红,脉滑无力。遂以前方去葶苈子、大枣,再予 3 剂治疗。

四诊:2015 年 5 月 5 日。患者诉喘咳轻微、痰白而清,食欲不振,心悸神疲,苔淡黄而腻,脉沉滑无力。朱祝生认为,热痰已清,现证候表现为脾阳虚弱,痰湿内停,故治以温阳健脾、化痰止咳,拟苓桂术甘汤合二陈汤调治。

按：老年患者病久体虚，但视其证候表现，辨证属痰热蕴肺。按"急则治其标"的原则，应先投清热泻肺之品，用麻杏甘石汤合葶苈大枣泻肺汤治疗，待"标"（痰热）已解，再抓住患者邪去正虚等情况，以苓桂术甘汤合二陈汤温阳健脾，扶正祛邪。此案充分反映出治病必分标本先后，据证而辨的特点。

案三：喘咳 30 年，属于阴虚感热、痰热郁肺，治以滋阴解表、清肺平喘，疗效佳。

徐某，女，35 岁，已婚，汉族，保育员，贵州人，住贵州省食品公司宿舍，2017 年 12 月 24 日初诊。

主诉：喘咳 30 年。

患者喘咳 30 年，曾就诊于贵阳市各大医院，行血常规、胸片、胸部 CT 等检查，诊断为支气管哮喘，经治疗后症状缓解不明显，具体用药不详。患者为求进一步治疗，就诊于我院名中医工作室。现症：喘息咳嗽，伴胸闷，干咳少痰，微恶风寒，鼻塞流涕，常作喷嚏，夜间五心烦热，盗汗，夜尿频多，平素畏寒，舌淡胖，苔薄黄，脉沉细数。

辨证：阴虚感热，痰热郁肺。

治法：滋阴解表，清肺平喘。

处方：百合固金汤合桑菊饮加减。

麦冬 9g，川贝母 10g，百合 12g，白芍 9g，桑叶 10g，杏仁 10g，连翘 10g，瓜蒌壳 10g，葶苈子 6g，大枣 5 枚。

3 剂，水煎服，日煎 1 剂，服 3 次。

二诊：2017 年 12 月 28 日。患者诉哮喘锐减，仍干咳痰少，口鼻咽干，咽喉疼痛，五心烦热，畏寒食减，神疲心悸，夜尿增多，舌胖大而少津，苔薄黄，脉沉细数。朱祝生认为,应辨为燥热伤肺,治以清肺润燥、止咳平喘,拟用清燥救肺汤加减。

处方: 胡麻仁 12g,桑叶 9g,石膏 18g,葶苈子 6g,桑白皮 6g,枇杷叶 9g,杏仁 9g,橘红 9g,麦冬 12g,沙参 12g,浙贝母 9g,甘草 6g。

3 剂,水煎服,日煎 1 剂,服 3 次。

三诊: 2018 年 1 月 11 日。患者服上方后,喘咳明显减轻,痰量有增,色白而清,易于咳出,鼻流清涕,时作喷嚏,畏寒喜暖,神疲食少,心悸时有烦热,夜尿较频,舌淡胖苔薄白,脉沉细。朱祝生认为,患者现属于脾阳虚、痰湿内停证型,应以温阳健脾、化痰平喘为主,遂投苓桂术甘汤合二陈汤加减。

患者原方服用月余,喘平痰利,嘱其停药,饮食调理,巩固疗效。

按: 阴虚哮喘,不为多见。此案乃痰湿化燥伤阴,故用滋阴润燥取效。然而饮之为患,易伤脾阳,又宜温阳健脾,拟苓桂术甘汤收功。

案四:喘咳 10 余年,属于寒饮犯肺、宣降失司,治以温肺散寒、化痰止咳,疗效佳。

盛某,男,66 岁,已婚,汉族,会计,湖南人,住贵阳市陕西路 120 号大院,2018 年 1 月 4 日初诊。

主诉: 咳喘 10 余年。

10 余年前咳喘,就诊于贵阳医学院附属医院、贵州省人民医院、贵阳市第一人民医院,行胸部 X 线片、胸部 CT、生化全套等检查,诊断为慢性支气管炎,经对症支持治疗,症状缓解,但每年秋冬季节发病,且症状逐渐加重。

现症:咳嗽气紧,天冷即发,入冬尤甚,痰多色白清稀,鼻流清涕,时作喷嚏,口鼻时干,时出鼻血,常有畏寒肢冷,小便清长,大便溏泻,舌红而瘦,苔薄白,脉弦滑。查胸部X线片、胸部CT、血常规,均未见异常。

辨证:寒饮犯肺,宣降失司。

治法:温肺散寒,化痰止咳。

处方:苓甘五味姜辛汤加减。

茯苓12g,五味子3g,干姜5g,细辛3g,麻绒6g,杏仁9g,紫菀9g,远志9g,厚朴9g,白茅根9g,甘草6g。

3剂,水煎服,日煎1剂,服3次。

二诊:2018年1月8日。患者诉服药后,咳嗽大减,咳痰很少,表证解除,鼻血亦止,仍觉气紧,畏寒肢冷,小便清长,大便溏泻,舌尖红,苔变薄白,脉弦滑。朱祝生认为,前方疗效可,但还需加强纳气平喘的作用,前方去白茅根,加沉香3g(冲服)以平喘,再进7剂。

三诊:2018年1月15日。患者诉咳喘继续减轻,畏寒减弱,但觉气短神疲,时有自汗,小便清长,大便溏泻,舌尖红,苔薄白,脉弦滑无力。辨证认为,此属肺气已虚、痰湿内阻,拟补益肺气、化痰止咳,予补肺汤加减。

处方:党参12g,黄芪12g,五味子5g,紫菀9g,百合9g,款冬花9g,橘红9g,法半夏9g,茯苓12g,甘草6g。

12剂,水煎服,服法同前。

四诊:2018年1月27日。上方共服12剂,咳喘基本平息,只在晨间少量咳痰,气短、神疲、自汗好转,唯畏寒肢冷,小便频多,大便溏泻。舌红少苔,脉沉细弦。辨证为肺脾两虚、肾阳不足,予温肾纳气、化痰止咳,拟痰饮丸加减。

处方：附片 6g，肉桂 6g，干姜 6g，莱菔子 9g，五味子 6g，苏子 9g，白术 9g，菟丝子 9g，白芥子 6g，何首乌 9g，甘草 6g。

按：此案开始证见寒热，朱祝生认为阳虚寒饮上犯为其本质，故以温药为法，投苓甘五味姜辛汤取效。另外，初诊考虑患者鼻衄，用白茅根一则"反佐"，二则止血，故药后鼻血亦止，其后随着病情发展转变，选用对证药物治疗，临床值得借鉴。

慢性咽炎验案

慢性咽炎为咽部黏膜、黏膜下及淋巴组织的慢性炎症，临床上以咽喉干燥、痒痛不适，咽内异物感或干咳少痰为特征，病程长，易反复发作，往往给人不易治愈的印象。据统计，慢性咽炎发病率占咽喉部疾病的10%~12%，多发生于成年人，城市发病率高，尤其以教师、歌手等群体居多。由于其反复发作，给患者带来许多不适。该病属于中医学"喉痹"范畴，最早见于《黄帝内经》，如《素问·阴阳别论》所载"一阴一阳结，谓之喉痹"，以"虚火喉痹"居多。临床上，根据患者的自觉症状和检查体征，可明确诊断。中医认为，慢性咽炎常由脏腑虚损，耗伤阴分，虚火上炎于咽喉而致，或因风热喉痹反复发作，余邪滞留，或粉尘、浊气刺激，嗜好烟酒辛辣之品，劳伤过度等引起。肺阴虚则津液不足，咽喉失于濡养，兼之虚火循经上炎；肾之经脉上络于肺，肾阴虚常致肺阴虚,虚火上炎,遂致喉痹。另外,虚火上蒸,烁津成痰,加之脉络痹阻,气机不畅,也可引发。治疗以养阴利咽为主,辅以清热解毒,或以疏肝理气、燥湿化痰、利咽散结为主。朱祝生善用山豆根、青果、木蝴蝶(千张纸)等治疗慢性咽炎,用药以玄参、沙参、千张纸、山豆根、青果、射干、桔梗、麦冬、金银花、甘草、薄荷等为主。

案一:咽喉紧束,喉中如物梗阻之状 2 年,属于木火刑金之梅核气,治以清泻肝火、化痰开结,疗效佳。

郭某,男,57 岁,家住贵阳市合群路,2016 年 10 月 12 日初诊。

主诉:咽喉紧束,喉中如物梗阻之状 2 年。

患者为某大公司总经理,日夜操劳,忧怒之余,近 2 年来无明显诱因出现渐觉口干咽痛、咽部拘紧、喉中介介如梗而不爽,情绪激动时竟言语不能发声,遂就诊于中医院,以清热解毒法治之,其证不除,反增咳痰。目前,频频咳吐白痰,舌红、苔白,左脉弦、出于寸口。精神压力大,饮食尚可,睡眠差,小便正常,大便正常。

辨证:木火刑金之梅核气。

治法:清泻肝火,化痰开结。

处方:青黛 10g,海蛤壳 20g,鲜芦根 30g,青竹茹 15g,枇杷叶 14g,菊花 10g,桑叶 10g,杏仁 10g,沙参 15g,浙贝母 14g,藏青果 10g,梨皮 2 个,瓜蒌皮 12g,石斛 4g。服药 7 剂,每日 1 剂,水煎服,日服 3 次。

按:朱祝生认为"脉弦出于寸口",则为肝火犯肺之候。患者恼怒忧郁,肝气有余,化火上刑肺金,肺失清肃,故见咽痛、拘紧、喉部如物梗阻。《素问·阴阳类论》云:

"一阴一阳代绝……喉咽干燥。"揭示咽喉不利与肝胆火盛气逆密切相关。本证在临床上多因情志不畅,气候干燥,或劳累过度而诱发或加重。治疗当着眼两方面:一是清泻肝火,二是养肺润燥。尤其是养肺润燥一途,最为关键。这是喉主于肺,喉病不止于肺亦不离于肺的缘故,故朱祝生用桑杏汤合黛蛤散加减,以桑杏汤养肺润燥、化痰利咽,合黛蛤散在于清肝泻肺,直捣病巢。本方用于治疗慢性咽炎属肝气有余、肺阴不足者,疗效确切。

案二:咽部不适 10 年,咳嗽 3 个月,属于肺阴亏虚,治以养阴润肺、利咽止咳,疗效佳。

黄某,女,53 岁,住三桥马王庙,2017 年 8 月 8 日初诊。

主诉:咽部不适 10 年,咳嗽 3 个月。

患者诉 10 年来无明显诱因出现咽喉不利,咽痒,干咳不已,或有少量痰液,无发热、呼吸困难,胸部疼痛、喘息等,曾就诊于某西医院,经检查提示咽部慢性充血,咽后壁黏膜干燥。近 3 个月来反复出现咳嗽,仍为干咳,无痰,舌淡红,苔薄白,脉沉。精神、饮食可,睡眠可,二便正常。

诊断:肺阴亏虚(咳嗽)。

治法:养阴润肺,利咽止咳。

处方:桑白皮 12g,射干 12g,炙紫菀 12g,炙款冬花 10g,杏仁 10g,蝉蜕 10g,木蝴蝶 15g,玄参 15g,桔梗 15g,百部 15g,金银花 10g,知母 15g,沙参 10g,麦冬 10g,甘草 6g。3 剂,水煎服,日 1 剂,3 次/d。

按:本方是朱祝生根据《金匮要略》所载射干麻黄

汤化裁而来。射干麻黄汤由麻黄、射干、紫菀、款冬花、五味子、半夏、大枣、生姜、细辛等9味药物组成，具有宣肺散寒、化饮止咳功能，主治外感风寒、痰饮上逆、咳而上气、喉中有水鸡声。因为考虑患者咳嗽为肺阴亏虚，咽部失润所致，故去原方中性温之麻黄、生姜、细辛、半夏以防伤津耗液，加桑白皮、杏仁、百部、蝉蜕、木蝴蝶、桔梗、玄参、金银花以宣肺利咽止咳。紫菀、款冬花均用蜜炙，以增加润喉之功。方中射干味苦，性寒，有清热解毒、清咽消痰功能；蝉蜕性味甘寒，入肺、肝二经，具有疏风邪、止痉脱敏的作用。

眩晕验案

《素问·至真要大论》云："诸风掉眩，皆属于肝。"风、掉、眩，多与肝有关，也就是与肝风内动有关。肝风内动是指肝风不因外感风邪而动者，泛指因风阳、火热、阴血亏虚所致，以肢体抽搐、眩晕、震颤等为主要表现的证候。《临证指南医案·肝风》华岫云按："倘精液有亏，肝阴不足，血燥生热，热则风阳上升，窍络阻塞，头目不清，眩晕跌仆，甚则痿疯痉厥矣。"肝风内动可分虚实，虚证有阴虚动风、血虚生风，实证有肝阳化风、热极生风。

案一：无明显诱因出现头晕2个月余，属血虚生风，治以补气养血、活血息风，疗效佳。

刘某，女，37岁，2014年6月9日初诊。

主诉：头晕2个月余。

患者近2个月来头晕，双目干涩不适，视物昏花，无恶心、呕吐,无胸闷、心悸,面白无华,月经量少,眼睑色淡。查血常规示血红蛋白 90g/L,心电图未见异常,否认高血压病史,饮食可,睡眠可,大小便正常。舌淡苔白,脉细弱。

辨证:血虚生风。

治法:补气养血,活血息风。

处方:天麻 10g,钩藤 10g,防风 10g,生地黄 10g,赤芍 10g,当归 10g,丹参 15g,茯神 15g,何首乌 10g,红花 10g,木瓜 15g,黄芪 15g,酸枣仁 15g,柏子仁 15g,益智仁 10g,甘草 6g。5 剂,水煎服,每剂服 1 日,日服 3 次。

二诊:6 月 15 日。患者头晕、双目干涩不适、视物昏花症状较前有减,面色稍红润,眼睑色淡有减,舌淡苔白,脉细弱。上方 5 剂,服法同前。

三诊:6 月 21 日。患者头晕、双目干涩不适、视物昏花明显缓解,面色红润,舌淡红苔白,脉细。上方 5 剂,服法同前。

案二:头晕周余,属阴虚风动、气滞血瘀,治以滋阴潜阳、益气活血,疗效佳。

贺某,女,76 岁,2014 年 9 月 11 日初诊。

主诉:头晕周余。

患者头晕,发时如坐舟车,恶心,呕吐,口干喜热饮,时有手指颤动,无胸闷、心悸,汗出,失眠多梦,纳差,腹胀嗳气,大便秘结夹稀水,小便正常,舌红无苔、边有齿痕,脉沉弦。否认高血压、糖尿病病史。

辨证:阴虚风动,气滞血瘀。

治法:滋阴潜阳,益气活血。

处方：天麻 10g，钩藤 10g，草决明 10g，青葙子 10g，当归 10g，川芎 10g，红花 10g，红藤 10g，丹参 15g，益智仁 10g，黄芪 15g，木瓜 15g，何首乌 15g，防风 10g，夏枯草 10g，石决明 20g，甘草 6g。7 剂，水煎服，每剂服 1 日，日服 3 次。

二诊：9 月 22 日。患者头晕减轻，恶心、呕吐、失眠多梦、手指颤动明显好转，纳差、腹胀嗳气、口干喜热饮均有减轻。舌红苔白，脉沉弦。上方 7 剂，服法同前。

案三：头昏耳鸣，头胀痛 3 个月，属肝肾阴虚、肝风内动，治以平肝潜阳、滋补肝肾，疗效佳。

罗某，女，33 岁，2014 年 11 月 11 日初诊。

主诉：头昏耳鸣，头胀痛 3 个月。

患者头昏耳鸣、头胀痛 3 个月，时因烦劳加重眩晕、头痛，时有口苦，平素易怒，脾气暴躁，无胸闷、心悸，汗出，恶心，呕吐。否认高血压、糖尿病病史。自诉查头颅 CT 未见明显异常；查血常规未见异常；胸部 CT 未见明显异常。多梦少寐，饮食尚可，大小便正常。舌红苔黄，脉弦。

辨证：肝肾阴虚，肝风内动。

治法：平肝潜阳，滋补肝肾。

处方：天麻 20g，钩藤 15g，石决明 10g，防风 10g，何首乌 10g，枸杞 10g，熟地黄 10g，白芍 10g，龙骨 20g（另包先煎），珍珠母 10g（另包先煎），藁本 10g，牡丹皮 10g，牛膝 10g，甘草 6g。7 剂，水煎服，每剂服 1 日，日服 3 次。

二诊：2015 年 9 月 22 日。眩晕、头昏耳鸣减轻。效不更方,再服上方 7 剂。

三诊:2015 年 10 月 11 日。眩晕、头昏耳鸣、易怒、多梦少寐、时有口苦症状均明显减轻。

按:朱祝生认为,本病的发病是因肝阳上亢所致。本病的发生多为虚性患者,如工作劳累,久病不愈,伤精耗血,血少则脑失所养,精亏则髓海不足,均易导致眩晕;肝阳上亢,上犯清窍,故头昏、头痛;肝火扰动心神,故少寐多梦。治法宜平肝潜阳、滋养肝肾,用天麻钩藤饮加减,合龙骨、珍珠母等镇肝息风。

失眠验案

睡眠是人类生命活动所必需的生理现象和心理过程。失眠在临床上极为常见,中医称不寐,指经常不能获得正常的睡眠;轻者入眠困难,或眠而不酣,时寐时醒,醒后不能再入睡;严重者整夜不眠,并可反复数年不愈,给患者的身心健康带来了严重的影响。中医疗法通过调整人体脏腑气血的功能,常能明显改善睡眠状况。朱祝生对失眠的治疗独具特色,有很好的疗效。

案一:失眠头痛 3 个月余,属肝脾不调,治以养阴柔肝、调理脾胃,疗效佳。

莫某,女,46 岁,2014 年 10 月 23 日初诊。

主诉:失眠头痛 3 个月余。

患者头痛,梦多,入睡困难,时惊醒,甚者彻夜难眠、头胀痛,眠差时更甚,脾气暴躁,心烦,时觉手足心发热,疲劳和月经来潮时加重,纳差无味,腹胀嗳气。查胸片及心电图,未见明显异常。查头颅 CT,未见明显异常。颈椎四位片示颈椎退变。精神欠佳,大小便正常,舌淡,苔白腻,脉弦。

辨证:肝脾不调。

治法:养阴柔肝,调理脾胃。

处方:生地黄 15g,当归 10g,川芎 10g,白芍 15g,五味子 15g,酸枣仁 15g,柏子仁 15g,益智仁 15g,夜交藤 10g,合欢皮 10g,北柴胡 10g,茯神 15g,丹参 15g,黄芪 15g,珍珠母 20g,琥珀 15g(另包),炙甘草 10g,桂枝 6g。7 剂,水煎服,每剂服 1 日,日服 3 次。

二诊:11 月 2 日。患者眠差头痛、脾气暴躁、心烦、时觉手足心发热、疲劳、纳差无味、腹胀嗳气症状较前明显减轻。效不更方,再服上方 7 剂。

三诊:11 月 11 日。患者眠差头痛、脾气暴躁、心烦、时觉手足心发热、疲劳、纳差无味、腹胀嗳气已明显减轻。再服上方 5 剂。

案二:失眠数年,属心脾阴两虚,治以补养心脾、养心安神,疗效佳。

郭某,男,52 岁,2017 年 5 月 20 日初诊。

主诉:失眠数年。

患者诉经常失眠,入眠后易惊醒,多梦,记忆力减退,面色无华,焦虑,神差,注意力难集中,时有倦怠,脾气暴躁,时有头晕、头痛;无胸闷、心悸、恶心、呕吐;头颅 CT 未见明显异常,胸片未见明显异常,心电图未见明显异常,血常规未见明显异常。饮食差,大小便正常,舌淡苔白,脉细。

辨证:心脾阴两虚。

治法:补养心脾,养心安神。

处方:柏子仁 10g,酸枣仁 10g,远志 10g,茯神 15g,白芍 15g,郁金 10g,龙骨 20g,五味子 10g,柴胡 15g,甘草 6g。7 剂,水煎服,每剂服 1 日,日服 3 次,饭后服用。嘱患者注意休息。

二诊:5 月 27 日。睡眠差、焦虑较前明显减轻。效不更方,再服上方 7 剂。

三诊:6 月 2 日。睡眠差、焦虑已明显减轻。再服上方 5 剂。

按:朱祝生认为,该患者由于心阴不足导致神失所养,故见入眠后易惊醒,健忘;脾气虚弱导致气血不足,故见面色无华,舌淡苔白,脉细。该病的病因病机复杂,因此对于失眠产生的原因必须正本清源,才能使治疗效果佳。

朱祝生采用柏子仁、酸枣仁、远志、茯神滋补心阴,使营阴行脉中以充养心神,卫阳行脉外以温养脏腑,内外相资,阴阳相贯,营周不休,以此保证睡眠的正常节律与质量。通过使用茯神、白芍、柴胡,调畅气机,解郁安神。全方调畅营卫、养护五脏、畅达气机、宁心安神,针对睡眠障碍(失眠、噩梦等)效果佳。

案三:头晕、眠差 3 个月,属肝郁、心脾两虚,治以疏肝健脾、养心安神,疗效佳。

唐某,女,48 岁,2018 年 6 月 2 日初诊。

主诉:头晕、眠差 3 个月。

患者头晕、眠差、入睡困难,近期明显加重,且易惊醒,多梦,易做噩梦,醒后汗出、惊悸,无恶心、呕吐,平素脾气暴躁,神差,易疲乏,目红,视物不清,时觉胸闷、心悸。查心电图未见明显异常,胸片未见明显异常,头颅CT未见异常。月经尚正常,白带较多、色黄、有异味。饮食可,大小便正常,舌胖苔白,脉弦细。

辨证: 肝郁、心脾两虚。

治法: 疏肝健脾,养心安神

处方: 川芎10g,白芍15g,枸杞15g,柴胡10g,郁金10g,酸枣仁15g,琥珀15g,黄芪20g,党参20g,朱茯神20g,白术10g,桂枝10g,甘草6g,柏子仁15g,薤白10g,枳壳10g,瓜蒌壳6g,熟地黄15g,当归10g,防风10g,钩藤10g,红花10g,鸡冠花15g,杠板归15g,菊花15g,青葙子10g,白果15g,密蒙花10g。7剂,水煎服,每剂服1日,日服3次,饭后服用。

二诊: 6月10日。头晕、眠差较前明显减轻。效不更方,再服上方5剂。

三诊: 6月15日。头晕、眠差已明显减轻。再服上方5剂。

按: 患者平素脾气暴躁、目红、视物不清、时觉胸闷、白带色黄有异味、脉弦,为肝气郁结之象;神差、易疲乏、白带较多、舌胖苔白、脉细,为心脾气虚之候;终致头晕、眠差、入睡困难,易惊醒,多梦,易做噩梦,醒后汗出、惊悸。朱祝生选用川芎、白芍、枸杞、柴胡、郁金、薤白、枳壳、瓜蒌壳、菊花、青葙子、密蒙花、钩藤疏肝理气、清肝、柔肝;鸡冠花、杠板归、白果、防风清热祛湿,收敛止带;黄芪、党参、白术、桂枝益气健脾,温通心阳;酸枣仁、琥珀、朱茯神、柏子仁、熟地黄养阴安神,宁心定志;当归、红花活血散瘀;甘草调和诸药。全方以调肝为法,强调肝、心、脾之间相互影响共同为病时,应分清主次。

案四:眠差数月,属肝郁肾虚,治以疏肝补肾安神,疗效佳。

刘某,女,46 岁,2018 年 5 月 23 日初诊。

主诉:眠差 8 个月余。

患者眠差、难入睡、易醒、梦多,双耳耳鸣、左耳较甚,鸣如蝉叫,近期耳鸣较重,时有头晕,无胸闷、心悸、恶心、呕吐;于外院查轻度抑郁,平素神差,易疲倦,月经尚正常;白带正常;查心电图未见明显异常,胸片未见明显异常,头颅 CT 未见异常,血常规未见明显异常,肝功能示转氨酶水平轻度升高;饮食可,大小便正常,舌红苔薄黄,脉细。

辨证:肝郁肾虚。

治法:疏肝补肾安神。

处方:柴胡 10g、白芍 10g、郁金 10g、佛手 10g、熟地黄 10g、山茱萸 10g、山药 10g、泽泻 10g、牡丹皮 10g、五味子 10g、酸枣仁 15g、柏子仁 15g、益智仁 15g、夜交藤 10g、磁石 20g、龙骨 20g、牛膝 10g、夏枯草 15g、琥珀 20g、甘草 6g。7 剂,水煎服,每剂服 1 日,日服 3 次。

服药 7 剂,眠差、难入睡、易醒、耳鸣均好转。

案五:眠差 6 个月余,属心肝两虚,治以疏肝安神,疗效佳。

曹某,女,28 岁,2018 年 5 月 23 日初诊。

主诉:眠差 6 个月余。

　　患者眠差，多梦，不易入睡，易惊醒，稍微动静即转醒，每晚睡 4 小时左右，严重时甚至彻夜难眠，白天睡眠亦不多，仅觉头昏沉，记忆力减退，脾气较暴躁，易怒，多疑，时觉视物模糊，胸闷，无恶心、呕吐；月经尚正常；白带正常；查心电图未见明显异常，胸片未见明显异常，头颅 CT 未见明显异常；饮食可，大小便正常，舌红苔薄黄，脉弦细。

　　辨证：心肝两虚。

　　治法：疏肝安神。

　　处方：北柴胡 10g，白芍 15g，郁金 10g，佛手 10g，熟地黄 10g，当归 10g，川芎 10g，五味子 10g，酸枣仁 15g，柏子仁 15g，益智仁 15g，桂枝 10g，龙骨 20g，珍珠母 20g，石菖蒲 10g，琥珀 20g，甘草 6g，刺五加 10g。7 剂，水煎服，每剂服 1 日，日服 3 次。

　　二诊：6 月 2 日。眠差明显减轻。

　　案六：头晕眠差 7 个月余，属心血虚，治以养心安神，疗效佳。

　　曾某，女，55 岁，2018 年 7 月 5 日初诊。

　　主诉：头晕眠差 7 个月余。

　　患者眠差，入睡困难，常 2~3 小时才能入睡，入睡后梦多，易醒，醒后更难入睡，甚至需服用较大量安眠药才可入睡，经常头晕闷重不适，但无恶心、呕吐，月经量较少，经期及周期正常，白带尚属正常；查心电图未见明显异常，胸片未见明显异常，头颅 CT 未见明显异常，血常规示血红蛋白水平较低、红细胞计数较低；饮食可，大小便正常。舌红苔白，脉细。

辨证:心血虚。

治法:养心安神。

处方:天麻 10g,防风 10g,钩藤 10g,熟地黄 15g,当归 10g,川芎 10g,白芍 10g,酸枣仁 15g,柏子仁 10g,益智仁 10g,何首乌藤 15g,五味子 15g,柴胡 10g,郁金 10g,石菖蒲 10g,麦冬 10g,炙甘草 10g。7 剂,水煎服,每剂服 1 日,日服 3 次。

二诊:7 月 11 日。头晕、眠差明显减轻。

案七:眠差 4 天,属心肝两虚,治以疏肝养心安神,疗效佳。

何某,女,50 岁,2018 年 8 月 15 日初诊。

主诉:眠差 4 天。

患者眠差,易醒,梦多,时入睡困难,醒后常觉胸闷,心悸,易疲倦,轻微活动即觉倦怠乏力,曾于贵州省第二人民医院诊断为轻度抑郁,常郁郁寡欢,饮食欠佳,常常焦虑,精神较差。查头颅 CT 未见明显异常,脑电图未见明显异常,心电图未见明显异常,胸片未见明显异常,血常规未见明显异常。大小便正常,舌苔薄白,脉细弦数。

辨证:心肝两虚。

治法:疏肝养心安神。

处方:北柴胡 10g,白芍 10g,郁金 10g,佛手 10g,玄参 15g,麦冬 10g,栀子 10g,莲子心 10g,夜交藤 10g,酸枣仁 10g,柏子仁 10g,益智仁 10g,石菖蒲 10g,当归 10g,朱茯神 15g,太子参 10g,珍珠母 20g(先煎),甘草 6g,五味子 10g。7 剂,水煎服,每剂服 1 日,日服 3 次。

二诊:8 月 23 日。眠差、易醒、醒后觉胸闷、易疲倦均较前明显改善。

案八：眠差、多梦 4 个月余，属气血两虚，治以疏肝益气安神，疗效佳。

冉某，女，25 岁，2018 年 7 月 15 日初诊。

主诉：眠差、多梦 4 个月余。

患者眠差、多梦，平素易做噩梦，易惊醒，头晕，时视物模糊，稍微运动即觉神差、乏力，倦怠，气短，无胸闷、心悸，无恶心呕吐；平素身体较健康，否认心脑血管病，否认传染病，否认胃肠疾病；月经量少、色正常、周期正常；查心电图未见明显异常，胸片未见明显异常，头颅 CT 未见明显异常；饮食可，大小便正常，舌瘦小、质偏红，脉沉细弱。

辨证：气血两虚。

治法：疏肝益气安神。

处方：熟地黄 15g，当归 10g，川芎 10g，白芍 10g，党参 15g，白术 10g，茯神 15g，何首乌 10g，酸枣仁 10g，柏子仁 10g，益智仁 10g，夜交藤 10g，龙骨 10g，北柴胡 10g，郁金 10g，石菖蒲 10g，黄芪 10g，玄参 15g，麦冬 10g，甘草 6g。5 剂，水煎服，每剂服 1 日，日服 3 次。

二诊：7 月 22 日。患者眠差、多梦、头晕减轻，脉舌同前。继服前方。

三诊：7 月 30 日。患者眠差、多梦、头晕已减。继服前方。

案九：眠差、口苦、咽痒，咳嗽 1 周，属心肺阴虚，治以养心安神、益气，疗效佳。

肖某，女，62 岁，2019 年 1 月 4 日初诊。

主诉：眠差、口苦、咽痒、咳嗽1周。

患者眠差、入睡困难，易惊醒，多梦，近日感冒咳嗽、少痰，咽痒、咽干，时觉口苦；五官科检查示咽部滤泡增生，提示咽炎；无胸闷、心悸、恶心、呕吐；查脑电图未见明显异常，心电图未见明显异常，胸片未见明显异常；饮食可，大小便正常，舌边尖红，苔白腻，脉沉细。

辨证：心肺阴虚。

治法：养心安神、益气。

处方：化红10g，僵蚕10g，苏子10g，当归10g，法半夏10g，苦杏仁10g，厚朴10g，北沙参10g，芦根10g，麦冬10g，百合10g，茯神15g，酸枣仁10g，柏子仁10g，益智仁10g，黄芪15g，太子参15g，熟地黄10g，桔梗6g，甘草6g，柴胡10g，香附10g，龙胆15g，黄芩15g。5剂，水煎服，每剂服1日，日服3次。

二诊：1月12日。患者眠差、口苦、咽痒、咳嗽已基本改善。

案十：眠差、脱发5个月，属心肾两虚，治以补养心肾、养心安神，疗效佳。

闵某，女，47岁，2019年1月14日初诊。

主诉：眠差、脱发5个月。

患者眠差、易醒、不易入睡，需服用艾司唑仑片才能入睡，曾于外院检查治疗、甚至服用中药后仍未见明显改善，近1周眠差情况明显加重，且发现脱发较严重，头发明显稀疏，但未成片脱落，无头皮瘙痒，头皮未见红斑、红疹；查脑电图未见明显异常，头颅CT正常，心电图未见明显异常，胸片未见明显异常；饮食可，大小便正常，精神欠佳,舌红,脉细。

辨证:心肾两虚。

治法:补养心肾,养心安神。

处方:熟地黄 15g,当归 10g,白芍 10g,川芎 10g,山茱萸 10g,山药 10g,泽泻 10g,牡丹皮 10g,何首乌 15g,枸杞 10g,黄精 15g,酸枣仁 15g,柏子仁 15g,益智仁 15g,夜交藤 15g,合欢皮 15g,郁金 10g,石菖蒲 10g,甘草 6g。5 剂,水煎服,每剂服 1 日,日服 3 次。

二诊:1 月 21 日。患者眠差、易醒、不易入睡、易脱发较前缓解,舌脉同前,继服 5 剂。

三诊:1 月 29 日。患者眠差、易醒、不易入睡、易脱发已基本缓解。

案十一:头晕、乏力 1 周,属脾气虚,治以补气安神祛湿,疗效佳。

饶某,女,55 岁,2018 年 8 月 11 日初诊。

主诉:头晕、乏力 1 周。

患者头晕、乏力、气短、眠差,稍微运动更甚,高血压 20 余年,糖尿病 8 年,自诉血压、血糖控制欠佳,精神欠佳,饮食可,大小便正常,心电图未见明显异常,胸片未见明显异常,舌胖苔白,脉细弦。

辨证:脾气虚。

治法:补气安神祛湿。

处方:天麻 10g,钩藤 10g,白芍 10g,石决明 10g,郁金 10g,柴胡 10g,石菖蒲 10g,党参 15g,黄芪 20g,朱茯神 15g,合欢皮 10g,怀牛膝 10g,磁石 10g,马齿苋 10g,虎杖 10g,甘草 6g。5 剂,水煎服,每剂服 1 日,日服

3 次。

二诊:8 月 8 日。眠差、头晕、乏力、气短症状较前减轻,舌脉同前。继服 5 剂。

三诊:8 月 18 日。眠差、头晕、乏力、气短大为减轻。效不更方。

按:失眠多为情志所伤,劳逸失度,久病体虚,五志过极,饮食不节等引起阴阳失交、阳不入阴而形成。上述病例,与肝、心、脾三脏相关,有时涉及肾,常以疏肝解郁、益气安神为治疗大法。朱祝生主张标本同治,在治疗时要找准病因,辨证施治,多种方法同用,综合治疗,使患者早日恢复健康。在应用中药治疗失眠的同时,可配合针灸疗法。另外,还应注意患者的精神因素,劝其解除烦恼,消除思想顾虑,避免情绪激动,睡前不吸烟,不喝酒和浓茶等,每天应参加适当的体力劳动,加强体育锻炼,增强体质,养成良好的生活习惯,只有这样,才能远离失眠。

脑病验案

《黄帝内经》提出"脑为髓之海""头者精明之府"之后,历代医家对脑的认识多有发挥。明代李时珍提出"脑为元神之府",更是高度概括了脑与神志的密切关系。因此,对于脑病,尤其是精神情志病变,对其辨证分析不能仅限于"心藏神"的功能失调理论;对于脑病,虽然肾与脑关系密切,但是不能只责之于肾。朱祝生参悟前贤的经典著作与临床医籍,几十年来深入研究"精神分裂症""脑血栓形成""脑萎缩""神经衰弱"等脑系疾病,对常见脑病的病、因、辨、治有其独到的见解与经验。

案一：失恋后神志恍惚,属于情志内伤、风痰相兼、上扰清空、元神失持,治以解郁顺气、息风涤痰、宁神安脑,疗效佳。

杨某,女,22 岁,研究生,家住贵阳市马王庙汽车三厂宿舍,1994 年 7 月 21 日初诊。

主诉:神志恍惚 1 年。

1 年前患者失恋后逐渐郁闷,神志恍惚,喜独居于室,常常自笑,呵欠频作,痰涎较多,眠差头昏,经贵州省某精神病医院诊为"精神分裂症",治疗年余无效。现症:神志恍惚,喜独居于室,常常自笑,呵欠频作,痰涎较多,色白,眠差头昏,舌淡苔薄黄,脉弦细数。行头颅 CT、脑电图、血生化全套检查,未见明显异常。

辨证:情志内伤,风痰相兼,上扰清空,元神失持。

治法:解郁顺气,息风涤痰,宁神安脑。

处方:合欢皮解郁汤合涤痰汤加减。

合欢皮 10g,北柴胡 12g,川楝子 10g,防风 10g,钩藤 10g(后下),郁金 10g,茯神 10g,石菖蒲 10g,胆南星 10g,天竺黄 10g,麦冬 10g,连翘 10g,琥珀(研末冲服)20g,甘草 6g。

10 剂,水煎服,日 1 剂,每日 3 次。

二诊:1994 年 8 月 18 日。患者诉,服上方 10 余剂,并配合心理治疗,病情减轻,不再自笑,呵欠乃止,神志尚清晰,唯感心烦,喜静言少,痰涎仍多,眠差,头昏,苔薄黄,脉弦细小数。前方去连翘、石菖蒲,加栀子 10g、菊花 10g,并嘱其家人以常人相待,无予精神刺激。

1个月后随访,神志已复正常,尚可学习外语。

案二:半月前突发神昏失语,属于阳热亢盛、迫血妄行、血阻清空、元神失守,治以清热醒脑、活血化瘀、舒筋通络,疗效佳。

崔某,女,59岁,工人,1993年5月23日初诊。

主诉:右半身不遂半月。

半月前突发神昏失语10余分钟,紧急就诊于中国人民解放军第四十四医院,行头颅CT、MRI、脑电图等检查,诊断为"脑血栓形成",遂行溶栓治疗,经治疗后症状稍有好转,现就诊于我院。现症:右半身不遂,言语不利,口眼歪斜,头痛眩晕,无胸闷心慌不适、口干口苦,血压180/110mmHg,饮食、睡眠差,二便可,舌紫苔黄腻,脉细弦涩。

辨证:阳热亢盛,迫血妄行,血阻清空,元神失守。

治法:清热醒脑,活血化瘀,舒筋通络。

处方:四藤汤加减。

生地黄10g,赤芍10g,红花10g,络石藤15g,鸡血藤15g,红藤15g,海风藤15g,郁金10g,佛手10g,北柴胡10g,黄芩10g,夏枯草15g,陈皮10g,蜈蚣(研末冲服)2条,甘草6g。14剂,水煎服,日1剂,每日3次。

二诊:1993年6月7日。患者诉服药后眩晕见好,并能依杖行走百米,言语较前清晰,口眼仍稍有歪斜,血压150/105mmHg,苔由黄转白,脉弦细。前方去红花、黄芩,加黄芪20g以益气,加合欢皮10g、夜交藤10g解郁顺气安神。20剂,水煎服,日1剂,3次/d。

三诊:1993年6月30日。患者诉已能缓步依杖行走,饮食睡眠渐好。前方去蜈蚣、红藤,加服华佗再造丸,配合针灸治疗。

1个月后随访,已能自由活动,口眼稍见歪斜。

按:朱祝生根据"脑主神志"的生理功能,结合"精神分裂症""脑血栓形成""神经衰弱""脑萎缩"等病,对脑病辨证论治进行初步探讨。总的来看,脑病的病因病机较为复杂。脑病可按"邪犯清空,元神失持""血阻清空,元神失守""虚热内生,元神失宁""气血不足,元神失养"4种证型进行辨治。对脑病虚证的治疗多重在益气养血补髓;实证则按风、痰、火、瘀分而论治,而疏肝理气解郁又是常用的兼治之法。

案二选用"四藤汤"加减,以络石藤、鸡血藤、红藤、海风藤、红花、蜈蚣活血化瘀,舒筋活络,息风镇痉;郁金、佛手、北柴胡疏肝理气;黄芩、夏枯草、生地黄、赤芍清热凉血。

脑梗死验案

脑梗死是指由于脑部血液供应障碍、缺血、缺氧引起的局限性脑组织的缺血性坏死或脑软化。脑梗死的临床常见类型有脑血栓形成、腔隙性梗死和脑栓塞等。脑梗死占脑卒中的80%。脑梗死患者发病半年后还没有康复的,叫脑梗死后遗症。朱祝生认为,脑梗死后遗症有3个典型症状:一为半身不遂:单肢或偏侧肢体瘫痪或麻木不仁,肢体活动失灵;二为口眼(舌)歪斜;三为语言障碍:舌强语涩,语音不清。

案一：突发性头昏,右侧肢体活动不灵周余,属于肝肾两虚、气虚瘀血阻络,治以滋养肝肾、益气化瘀通络,疗效佳。

魏某,男,71 岁,2014 年 8 月 14 日初诊。

主诉: 突发性头昏,右侧肢体活动不灵周余。

患者有突发性头昏,右侧肢体活动不灵,不能独立行走,右侧肢体麻木、感觉迟钝,大小便尚可。查:右上肢肌力Ⅱ级,右下肢肌力Ⅱ级。CT 示左侧基底部脑梗死。患者饮食、二便可,睡眠正常,精神佳,舌淡红,苔厚腻,脉细涩。

辨证: 肝肾两虚,气虚瘀血阻络。

治法: 滋养肝肾,益气化瘀通络。

处方: 天麻 10g、钩藤 10g、防风 10g、白芷 10g、黄芪 20g、当归 10g、川芎 10g、丹参 15g、石决明 20g、菊花 15g、怀牛膝 10g、红藤 10g、鸡血藤 10g、党参 15g、草决明 15g、红景天 15g、白芍 10g、地龙 10g、甘草 6g。每日 1 剂,连服 7 天为 1 个疗程。

案二：神识欠清,行动不便,舌謇语涩,口角流涎,小便失禁,属于痰浊闭阻(中风),治以化痰、活络、开窍,疗效佳。

吴某,女,65 岁,2016 年 6 月初诊。

主诉: 神识欠清,行动不便半年。

患者自诉半年前曾经"中风",当时猝然昏倒,不省人事,经抢救脱险。现神识欠清,行动不便,舌謇语涩,口角流涎,小便失禁,饮食差,睡眠差,精神不佳,舌苔黄腻,脉弦细滑。

辨证:痰浊闭阻。

治法:化痰,活络,开窍。

处方:胆南星 6g,天竺黄 15g,天麻 20g,枳实 10g,茯苓 20g,竹茹 10g,炙远志 10g,石菖蒲 30g,陈皮 10g,法半夏 10g,全蝎 5g,僵蚕 20g,地龙 10g,甘草 6g。6 剂,水煎服,每剂服 1 日,日服 3 次。

按:患者中风为中脏腑之后遗症,综观脉症,可辨为痰浊闭阻证。痰热风阳上扰,蒙蔽神窍,瘀阻脑络,致神识蒙昧、言语不利、口角流涎;瘀阻肢体经络,致活动不便。故选涤痰汤去人参以涤痰开窍为先,寓"挟痰者,豁痰则风去"(喻嘉言)之意,再合天麻四虫饮活络祛风化痰,增强豁痰醒神之效,其中陈皮、法半夏、枳实、石菖蒲、胆南星、天竺黄清热化痰,竹茹可增强化痰的疗效,全蝎、僵蚕有通利关节、引药入经的妙用。

本病病机较复杂:①内风动越。年老体衰,肝肾阴虚,肝阳偏亢;或思虑烦劳过度,气血亏损,真气耗散,复因将息失宜,致使阴亏于下,肝阳鸱张,阳化风动,风痰煎灼津液为痰,风痰阻于经络,气血运行不畅,筋脉肌肉失于濡养而发本病。正如《临证指南医案》所曰:"营液内耗,肝阳内风震动","肝血肾液内枯,阳扰风旋乘窍"。②五志化火。长期精神紧张,脑力劳动过度,或情绪剧烈波动,或素体阴虚,水不涵木,复因情志所伤,致心火暴盛,肝阳暴张,风火相扇,火盛水衰,水衰不能滋水涵木,阴虚阳亢,气血上逆,突发本病。正如《素问玄机原病式·火类》所说:"多因喜怒思悲恐之五志有所过极而卒中者,由五志过极,皆为热甚故也。"③痰阻脉络。痰分为风痰、热痰、湿痰。风痰系内风旋动,夹痰横窜脉络而发病。热痰多由于湿痰内郁而成,湿痰则常由气虚而生,因此,中风恢复期或遗留后遗症时,多因气虚湿痰阻络而致半身不遂、言语不利。④气机失调。盖气虚既可生痰,又可因气虚运行无力使血行不畅;而气郁则化火,火盛伤阴可致风动;气逆则影响血行,若血随气逆上窒清窍则使肝风动越。所以气虚、气郁、气逆与痰浊、瘀血密切相关,气机失调是本病发生的主要病机之一。⑤血液瘀滞。血瘀的形成多因气滞血行不畅或气虚运血无力,或因暴怒血菀于上,或因感寒收引凝滞,或因热灼阴伤、液耗血滞等。本病的病机多以暴怒血菀或气虚血瘀最为常见。综上所述,中风的发生,病机虽较复杂,但归纳起来不外虚(阴虚、气虚)、火(肝火、心火)、风(肝风、外风)、痰(风痰、湿痰)、气(气逆)、血(血瘀)六端。

慢性肾小球肾炎验案

案:腰痛,疲劳眼睑水肿年余,属于肝脾不和、脾肾两虚、水湿内停,治以调和肝脾、健脾补肾、凉血消肿,疗效佳。

杨某,女,61岁,2015年3月26日初诊。

主诉:疲劳眼睑水肿年余。

患者1年前劳累后出现腰痛,疲劳眼睑水肿,行尿常规检查提示尿潜血(+++),又经肾活检病理检查确诊为慢性肾小球肾炎,给予口服西药治疗,效果不满意。患者心脏检查未见明显异常,B超检查未见明显异常。遂就诊

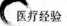

于贵州省第三人民医院名中医朱祝生工作室。查尿潜血（++++）。面青浮肿2个月，下肢稍肿，腰痛，眠差，健忘，饮食正常，小便清长，苔白腻，脉沉细弱。

辨证：肝脾不和，脾肾两虚，水湿内停。

治法：调和肝脾，健脾补肾，凉血消肿。

处方：逍遥散合小蓟饮子加减。

柴胡10g，当归10g，炒白芍15g，炒白术15g，茯神30g，香附10g，郁金10g，佛手10g，黄柏10g，茵陈15g，牡丹皮10g，黄芪20g，茯苓10g，生地黄15g，仙鹤草15g，小蓟10g，大蓟10g，芦根15g，甘草6g。

7剂，日1剂，日服3次。

二诊：2015年4月9日。尿潜血（++），健忘，面肿，苔白腻，脉沉细。再拟前方加减进治。

三诊：2015年5月7日。尿潜血（+），又感自汗，便溏，苔白稍腻，脉沉细。拟益肾祛湿，补气止汗。前方去茵陈、牡丹皮，加浮小麦15g、麻黄根15g、防风10g。7剂，日1剂，日服3次。

四诊：2015年5月14日。尿潜血（-），自汗止。前方加减进治。

按：尿潜血和古之"溺血"近似。《丹溪手镜》云："溺血，热也，又因房劳过度，忧思气结，心肾不交。"阐明了病标在热，病本在肝郁气结，气结导致心肾不交；证明了肝郁气结是关键症结。《医贯》言："凡治血症，前后调理，须按三经用药。心生血，脾统血，肝藏血。"此论更说明了肝脾调和的重要性。本案患者面青浮肿为肝脾不和之证，尿潜血、腰痛、小便清长、寐差为肾虚不固、肾精气两虚之证。治以调和肝脾、健脾补肾、凉血消肿为主。肝肾同源,滋水涵木,补肾有助于益肝;疏肝则气机调畅,肝血得藏。总之,疏肝理气法在该病的治疗中具有重要作用,收效明显。

肾胚胎瘤验案

肾胚胎瘤是小儿最常见的恶性实体肿瘤之一,为胚胎性恶性混合瘤。目前,学术界公认应采取肾切除、放疗与化疗等综合疗法。至今为止,关于中医药治愈肾胚胎瘤的报道少见。笔者在 20 余年的临床中,跟师学习,对 3 例肾胚胎瘤患儿,拟益气健脾、解毒消癥之法,坚持服用中药,1 年后自觉症状消失,2 年后 B 超显示腹部肿块消失,并随访 2 年无复发。

案:反复发热、消瘦,属于气血两虚、脾失健运、热毒内结、痰浊中阻,治以益气养血、健脾助运、清热解毒、软坚化痰。

胡某,男,4 个月,贵州大方人,1987 年 10 月 11 日初诊。

主诉:反复发热、消瘦。

患儿 1 个月前因反复发热、消瘦去当地医院,经查右上腹扪及一 4cm×4cm 无痛性包块,质较硬,活动度差。经 B 超和肾盂静脉造影,诊断为"肾胚胎瘤"。随即转入某医院手术,剖腹探查见肿块 5cm×7cm,位于右肾窝,质地硬,表面凹凸不平,呈结节状,被有包膜,因肿瘤与下腔静脉粘连甚紧,不易剥离,且病灶转移,不宜手术切除。患儿于剖腹探查术后 5 天胃肠通气后,即出院救治。诊见:精神不振,面色萎黄,爪甲不华,口气臭秽、息促气粗,喉有痰鸣,不思乳食,腹胀便溏。查:血红蛋白90g/L,白细胞计数 9.8×10^9/L,淋巴细胞0.75,中性粒细胞0.18,单核细胞0.05,嗜酸性粒细胞0.02。舌紫、苔薄白,指纹紫。

辨证:气血两虚,脾失健运,热毒内结,痰浊中阻。

治法:益气养血,健脾助运,清热解毒,软坚化痰。

处方:黄芪10g,炒白术6g,党参6g,茯苓10g,当归6g,半枝莲9g,黄药子6g,全蝎4g,法半夏4g,葶苈子4g,海藻9g,昆布9g,白花蛇舌草9g,大枣3g。每日1剂,水浓煎2次,分多次加温喂服。

二诊:10月25日。服前方15剂,息促气粗、喉中痰鸣均减,小便次数、尿量均增多,尿液混浊,尿臭奇重,尿液黏手。查腹部包块质较软,唯食乳欠佳,腹胀便溏。原方加生薏苡仁9g,焦楂曲各5g,减去法半夏、葶苈子,以增强健脾助运之功。

三诊:11月12日。B超复查示患儿右上腹实质性包块大小约3cm×4cm。查:血红蛋白100g/L,白细胞计数 17.4×10^9/L。肿块渐小,质地渐软,爪甲亦渐红润,乳食有增,但大便仍溏泻、日行2次,现自汗盗汗,舌苔中黄。仍以前方加减进行治疗。

处方:黄芪10g,党参9g,炒白术9g,生薏苡仁9g,茯苓9g,当归5g,炙甘草4g,半枝莲9g,白花蛇舌草9g,黄药子9g,煅龙骨9g,煅牡蛎9g,全蝎4g,昆布9g,焦楂曲各6g,陈皮9g,炒谷麦芽各6g,大枣3g。

四诊:11月25日。喉中痰鸣,大便仍溏、色酱、臭味异于常儿,精神好,自汗盗汗减。上方去煅龙骨,加葶苈子 3g。

五诊:12 月 18 日。盗汗止,自汗减轻,喉中痰鸣锐减,饮食增加,大便成形、日行 1 次、仍臭秽,尿液混浊、臭气仍重。家属携儿回当地,拟用下方进一步调治,并嘱加强营养。

处方:黄芪 9g,党参 9g,炒白术 6g,炙甘草 4g,茯苓 6g,生薏苡仁 6g,当归 4g,丹参 3g,半枝莲 6g,白花蛇舌草 6g,黄药子 6g,全蝎 2g,大枣 3g。若胃口不佳,加谷麦芽各 5g;有痰,加法半夏 5g、陈皮 5g;喉中痰鸣,加炙苏子 4g、葶苈子 3g;汗多,加煅龙骨 6g、煅牡蛎 6g;大便溏泻,加焦楂曲各 5g。

半年后,来诊 3 次,检查腹部包块,质变软并逐渐缩小以至未扪及,经 B 超证实,包块完全消失。

2 年后随访,无复发。患儿现已 9 岁,生长发育正常。

按:肾胚胎瘤,在小儿腹膜后肿瘤中居于首位,一般以 6 个月到 3 岁的小儿最多,其病因目前还不能解释清楚,可能与先天性遗传有关。临床表现为腹部包块、腹痛、血尿、消瘦、发热等。中医虽无肾胚胎瘤病名,按其病因病机和证候表现,可归属于"积聚""腹胀""血证""发热"等范畴,多因先天禀赋不足,母体遗毒或湿热毒侵,后天失养,脾气虚弱,气血瘀滞所致,特别是小儿稚阳未充,稚阴未长,对肿瘤的抵抗力低。因此,我们对本病的治疗重在益气健脾、解毒消癥,选用黄芪、党参、炒白术、生薏苡仁、茯苓、半枝莲、黄药子、白花蛇舌草、全蝎、炙甘草、大枣组成基本方。再随证加减:食少,加谷麦芽；有痰，加法半夏、陈皮；喉中痰声，加苏子、葶苈子；汗多，加煅龙骨、煅牡蛎；大便溏泻，加焦楂曲。

肾胚胎瘤发病年龄小，患儿稚阳未充，稚阴未长，特别是发现肿瘤时，正气已伤，机体对肿瘤的抵抗力明显降低。有的患儿由于不能控制肿瘤的发展，故短期内瘤体增大及局部转移。因此，在治疗上始终以扶正为主，拟益气养血、健脾助运，兼以解毒消癥法。

在选用药物上应结合现代研究，如黄芪能提高机体免疫力；党参有升高白细胞作用；白花蛇舌草能刺激网状内皮系统，增强白细胞的吞噬能力；白术、茯苓、生薏苡仁、半枝莲、黄药子、全蝎、海藻、昆布、牡蛎、半夏等均具有抗癌或抑癌作用。患儿在服中药期间，多次检查血常规，白细胞总数及淋巴细胞百分比均较治疗前显著增高。这是机体免疫功能提高的表现之一，说明上述中药对改变机体免疫状态起了一定作用。

在本病的治疗中，一直注重调理脾胃，加强食疗。为了有利于机体恢复，并耐受抗癌清热解毒药物的攻伐，长期应用白术、谷芽、麦芽调补脾胃，增强食欲，另外嘱其注意必要的饮食调养，给予高蛋白、高维生素类营养丰富的食物。但必须禁食"发物"。

膀胱癌血尿验案

案：尿血不止，血凝块经常堵塞尿管，属于气血亏虚血尿，治以补益气血、凉血止血，疗效佳。

李某，男，82岁，退休工人，毕节地区织金县人。

2016 年 6 月初诊。

主诉:尿血不止,血凝块经常堵塞尿管 1 年。

患者膀胱癌病史 1 年,在贵州省人民医院期间,尿血不止,血凝块经常堵塞尿管,用冰盐水冲洗膀胱止血,每天要用几千毫升冰盐水,每日输血 4~6U 支持治疗,仍入不敷出,血红蛋白(Hb)最低至 30g/L,面色无华。患者乏力疲惫,自述严重时无力行走,饮食差,睡眠差,精神不佳,苔薄白,脉沉细。朱祝生考虑患者老年男性,气血亏虚,不能固摄血液循行于脉中,致使血液妄行于脉外。

辨证:气血亏虚血尿。

治法:补益气血,凉血止血。

处方:红参 30g,黄芪 30g,生地黄 15g,赤芍 15g,小蓟 15g,仙鹤草 30g,三七 15g,炙甘草 30g。6 剂,水煎服,日 1 剂,3 次/d。

按:患者主要病机为气血亏虚,气不摄血,故选用红参、黄芪补益气血,通过补气加强气能固摄血液的功能,使血液不妄行于脉外。生地黄、赤芍、小蓟、仙鹤草凉血止血,三七活血止血。叮嘱患者日常饮食务必禁忌辛辣之品。服药 7 剂,血尿止。治疗上务必要补益气血和凉血止血并进,只有边补益气血,边止血,才能对该患者标本兼治。

蛋白尿验案

蛋白尿在临床上常见于各类肾脏疾病,尤其是肾病综合征(典型的判断指征之一:小便内含大量蛋白)。对于蛋白尿,中医根据临床表现,将其归属为"水肿""虚劳"等范畴。本病可由外感及内伤等多种原因导致。其产生的原因也是多方面的,如饮食失调、脾虚日久等,邪毒长期聚于体内,则会碍气滞血,这些致病因素在整个疾病的发展过程中也常常加重病情。另外,蛋白尿出现的原因与体质因素或免疫因素也有一定关系。

朱祝生治疗蛋白尿常用处方如下:

生黄芪 60g,太子参 15g,白术 10g,茯苓 10g,葛根 15g,白茅根 30g,荷叶 10g,墨旱莲 10g,金樱子 20g,菟丝子 10g,蝉蜕 6g,僵蚕 10g,牡丹皮 10g,甘草 3g。

若小便中蛋白较多者,加玉米须 20g、桑螵蛸 15g;若小便中见红细胞者,加仙鹤草 15g、茜草根 15g;若小便中见管型者,加丹参 15g、通草 15g;若小便中见白细胞者,加石韦 15g、鱼腥草 15g;若患者血压高者,加杜仲 15g;若患者阴虚者,加生地黄 15g;若患者阳虚者,加淫羊藿 10g、巴戟天 15g。

案:患者体健,尿蛋白(++++),属于脾肾两虚、湿热蕴结,治以补脾养肾、清热利湿,疗效佳。

李某,男,31 岁,2013 年 1 月 10 日初诊。

主诉:尿蛋白(++++)1 天。

患者体健,没有全身不适,查尿常规示尿蛋白(++++)。患者饮食正常,睡眠正常,舌质红,苔白腻,脉沉弦。

辨证:脾肾两虚,湿热蕴结。

治法:补脾养肾,清热利湿。

处方:萆薢 15g,土茯苓 15g,冬凌草 15g,生地黄 10g,泽泻 10g,僵蚕 10g,防己 10g,生黄芪 15g,山茱萸 10g,怀山药 10g,石韦 15g,茯苓 15g,车前草 15g,金钱草 15g,茵陈 15g,甘草 6g。每日 1 剂,水煎 3 次温服,7 剂 1 个疗程。

二诊:2013 年 1 月 24 日。查尿常规示尿蛋白(++)。

处方:萆薢 15g,土茯苓 15g,冬凌草 15g,生地黄 15g,泽泻 10g,僵蚕 15g,蝉蜕 10g,地龙 10g,汉防己 10g,生黄芪 15g,山茱萸 15g,怀山药 10g,石韦 15g,茯苓 15g,金钱草 15g,甘草 6g。每日 1 剂,水煎 3 次温服,7 剂 1 个疗程。

三诊:2013 年 2 月 4 日。查尿常规示尿蛋白(+)。

处方:防风 10g,钩藤 10g,蝉蜕 10g,僵蚕 10g,土茯苓 10g,萆薢 10g,冬凌草 15g,夏枯草 15g,龙胆 15g,黄柏 15g,茵陈 15g,生黄芪 15g,山茱萸 10g,怀山药 10g,茯苓 10g,泽泻 10g,车前子 10g,甘草 6g。每日 1 剂,水煎 3 次温服,7 剂 1 个疗程。

四诊:2013 年 3 月 7 日。查尿常规示阴性。

处方:生黄芪 30g,太子参 15g,白术 10g,茯苓 10g,葛根 15g,荷叶 10g,墨旱莲 10g,金樱子 10g,菟丝子 10g,蝉蜕 10g,牡丹皮 10g,桑螵蛸 15g,僵蚕 10g,白马骨 15g,冬凌草 15g,猫爪草 15g,甘草 6g。每日 1 剂,水煎 3 次温服,7 剂 1 个疗程。

五诊:2013 年 4 月 1 日。查尿常规示阴性。

处方:生黄芪 30g,太子参 15g,白术 10g,茯苓 10g,

荷叶 15g,藿香 15g,佩兰 15g,葛根 15g,蝉蜕 15g,桑螵蛸 15g,僵蚕 15g,冬凌草 15g,黄芩 10g,莲子 10g,菟丝子 15g,补骨脂 15g,淫羊藿 10g,甘草 6g。每日 1 剂,水煎 3 次温服,7 剂 1 个疗程。

患者痊愈,随访 1 年,未见复发。

血尿验案

案:尿热,尿痛,尿血,属于下焦湿热,治以清利湿热、益气止血,疗效佳。

阎某,女,82 岁,2017 年 12 月 13 日初诊。

主诉:尿热,尿痛,尿血 1 天。

患者尿热,尿痛,尿血,尿常规提示尿潜血(+++),肾功能未见异常,B 超正常,饮食正常,睡眠正常,精神佳,舌红,苔黄腻,脉沉细弦。

辨证:下焦湿热。

治法:清利湿热,益气止血。

处方:黄芩 10g,栀子 15g,茵陈 15g,牡丹皮 10g,黄芪 10g,党参 15g,茯苓 10g,当归 10g,柴胡 10g,郁金 10g,玄参 15g,麦冬 15g,甘草 6g,荷叶 15g,仙鹤草 15g,丹参 15g,小蓟 10g,生地黄 15g,天花粉 15g,芦根 15g,车前草 10g。7 剂,每日 1 剂,日服 3 次。

二诊:2017 年 12 月 27 日。尿热、尿痛、尿血大有减轻,尿潜血阴性,腻苔减退,下肢浮肿,舌红,苔黄稍腻,脉沉细弦。

处方:桑白皮 15g,大腹皮 10g,陈皮 10g,茯苓皮

15g,车前子 10g,赤小豆 10g,防己 10g,黄芪 15g,黄柏皮 10g,茵陈 10g,生地黄 10g,白茅根 10g,天花粉 15g,麦冬 15g,芦根 15g,太子参 15g,枳壳 10g,甘草 6g。7 剂,每日 1 剂,日服 3 次。

三诊:2018 年 1 月 3 日。下肢浮肿渐消,舌红,苔黄稍腻,脉沉细弦。

处方:大腹皮 10g,陈皮 10g,茯苓皮 15g,赤小豆 10g,黄柏皮 10g,茵陈 10g,生地黄 10g,白茅根 10g,太子参 15g,枳壳 10g,甘草 6g,黄芪 10g,天花粉 10g,麦冬 10g,芦根 10g。7 剂,每日 1 剂,日服 3 次。

四诊:2018 年 5 月 16 日。下肢浮肿已消,舌红,苔黄,脉沉细弦。

处方:大腹皮 10g,陈皮 10g,赤小豆 10g,桑白皮 10g,茵陈 10g,太子参 10g,枳壳 10g,甘草 6g,黄芪 10g,麦冬 10g,芦根 10g,猪苓 10g,车前子 10g,生地黄 15g,黄芩 15g,栀子 10g,玄参 15g,天花粉 15g,党参 15g,连翘 10g,龙胆 15g。7 剂,每日 1 剂,日服 3 次。

五诊:2018 年 8 月 29 日。巩固疗效,前方加减再服。

处方:太子参 20g,枳壳 10g,甘草 6g,黄芪 20g,麦冬 20g,芦根 20g,猪苓 10g,生地黄 15g,黄芩 15g,栀子 15g,玄参 15g,连翘 15g,龙胆 15g,石斛 15g,玉竹 10g,小蓟 15g,白茅根 15g,藕节炭 15g,车前草 15g,茵陈 20g,天花粉 10g,仙鹤草 10g,黄柏 10g。7 剂,每日 1 剂,日服 3 次。

经治疗,患者痊愈。

前列腺炎验案

前列腺炎主要表现为尿频、尿急、尿痛、少腹会阴部痛,尿道中常有白色分泌物溢出,属于中医"精浊""劳淋"范围,是男性中壮年常见的生殖性疾病。

《类证治裁·淋浊论治》说:"浊在精者,相火妄动,或逆精使然,至精溺并出。"相火妄动的主要成因是房劳过度或欲念不遂,致精室不能闭藏,精离其位,与尿并出。

案一:排尿不适 1 个月,属于湿热内蕴血瘀,治以清热解毒、利尿通淋、活血化瘀,疗效佳。

袁某,男,43 岁,2019 年 5 月 20 日初诊。

主诉:排尿不适 1 个月。

患者排尿不适,灼热疼痛,尿频,尿急,尿痛。排尿终末时尿道有白色分泌物滴出,于他院检查诊断为前列腺炎,无胸闷、恶心、呕吐,否认高血压病史;查心电图未见明显异常,腹部 B 超未见明显异常,头颅 CT 未见明显异常,胸片未见明显异常,血常规未见明显异常。饮食可,睡眠欠佳,大便未见明显异常,舌苔黄腻,脉滑数。

辨证:湿热内蕴血瘀。

治法:清热解毒,利尿通淋,活血化瘀。

处方:防风 10g,钩藤 10g,黄芪 15g,当归 10g,川芎 10g,丹参 15g,石韦 15g,萆薢 15g,陈皮 10g,枳壳 10g,厚朴 10g,黄柏 15g,茵陈 15g,车前子 15g,橘核 10g,荔枝核 10g,乌药 10g,川楝子 10g,延胡索 10g,甘草 6g。5 剂,水煎服,每剂服 1 日,日服 3 次。

二诊：5 月 28 日。排尿不适、灼热疼痛、尿频、尿急、尿痛均较前减轻，排尿终末时尿道有白色分泌物滴出较前减少，舌脉同前。继服 5 剂，症状痊愈。

案二：排尿不适数月，属于肾虚湿热内蕴，治以清热解毒、利尿通淋、温肾固精，疗效佳。

李某，男，75 岁，2019 年 5 月 5 日初诊。

主诉：排尿不适数月。

患者排尿不适，灼热疼痛，尿频，尿急，尿痛，腰酸膝冷。排尿终末时尿道有白色分泌物滴出，无胸闷、恶心、呕吐。否认高血压病史。查心电图未见明显异常，腹部 B 超未见明显异常，头颅 CT 未见明显异常，胸片未见明显异常，血常规未见明显异常。饮食尚可，睡眠可，大便尚正常，舌苔黄腻，脉弱数。

辨证：肾虚湿热内蕴。

治法：清热解毒，利尿通淋，温肾固精。

处方：桑白皮 15g，茯苓皮 15g，泽泻 10g，萹蓄 15g，瞿麦 15g，石韦 15g，车前草 15g，金钱草 15g，木通 10g，枳壳 10g，陈皮 10g，防己 10g，黄芪 15g，续断 10g，狗脊 10g，甘草 6g。5 剂，水煎服，每剂服 1 日，日服 3 次。

二诊：5 月 15 日。患者排尿不适、灼热疼痛、尿频、尿急、尿痛、腰酸膝冷均较前减轻，排尿终末时尿道有白色分泌物滴出较前减少，舌脉同前。继服 7 剂，症状痊愈。

按：前列腺炎多因湿热毒邪蕴滞、肝肾亏虚、气滞血瘀蕴滞下焦所致。湿热毒邪下注膀胱，使膀胱气化失司而见尿频、尿急、尿痛、尿后余沥不尽；肝肾亏虚而见腰酸腰痛,固摄失权而见尿后白浊;气机蕴滞不畅,日久导致血瘀而出现会阴胀痛,痛处固定不移,攻窜不定;湿热蕴滞脾胃,气机不畅,故大部分患者均有不同程度的纳食不香,疲乏无力。桑白皮、茯苓皮、泽泻、萹蓄、瞿麦、石韦、车前草、金钱草、木通、草薢等都有利尿通淋之效,故中医药治疗前列腺炎取得良好疗效,值得推广。

水肿验案

水肿初起,大都从眼睑开始,继则延及头面、四肢以及全身,亦有从下肢开始,然后及于全身者。如病势严重,可兼见腹满胸闷、气喘不能平卧等。

临床上,朱祝生善用五皮饮加减治疗水肿,颇具疗效（五加皮祛风胜湿;大腹皮下气行水;茯苓皮渗湿健脾,于散泻之中,犹寓调补之意;生姜皮辛散助阳;地骨皮退热补虚）。

案一:双下肢水肿 3 个月余,属于肝郁脾虚水肿,治以疏肝健脾、利水消肿,疗效佳。

郭某,女,50 岁,2019 年 1 月 5 日初诊。

主诉:双下肢水肿 3 个月余。

患者双下肢凹陷性水肿,凹陷不易起,夜晚及早晨较甚,腹胀,纳差,乏力,疲倦,不能剧烈运动,稍活动觉气喘,失眠欠佳,小便黄,大便尚正常,无胸闷、恶心、呕吐。否认高血压病史;查心电图未见明显异常,腹部 B 超未见明显异常,头颅 CT 未见明显异常,胸片未见明显异常,血常规未见明显异常。舌淡苔白,脉虚弦而数。

辨证：肝郁脾虚。

治法：疏肝健脾，利水消肿。

处方：北柴胡 10g，白芍 10g，佛手 10g，桑白皮 15g，大腹皮 15g，茯苓皮 15g，防己 10g，泽泻 10g，车前子 10g，黄芪 15g，党参 15g，陈皮 10g，猪苓 10g，甘草 6g。5剂，水煎服，每剂服 1 日，日服 3 次。

二诊：1 月 15 日。双下肢凹陷性水肿、腹胀、纳差、乏力、疲倦较前减轻，舌脉同前。继服 7 剂。

按：本案水肿由肝郁脾虚所致，治疗上应疏肝健脾、利水消肿。其中，北柴胡、白芍、佛手疏肝解郁；黄芪、党参益气健脾；桑白皮、大腹皮、茯苓皮、防己、泽泻、车前子、陈皮、猪苓利水消肿清热；甘草调和诸药。本案肝郁症状不易察觉，但见脉虚弦而数和一系列脾虚症状，应考虑从调肝解郁入手，培土以御金亢，解郁以消金伐。

案二：全身水肿，头面部肿胀明显，两目不能开 1 周，属风水，治以疏风清热、宣肺行水，疗效佳。

张某，女，32 岁，2019 年 3 月 11 日初诊。

主诉：全身水肿，头面部肿胀明显，两目不能开 1 周。

患者诉受热出汗后全身水肿，头面部肿胀明显，两目不能开 1 周，心中发热，周身无汗，无胸闷、恶心、呕吐。否认高血压病史；查心电图未见明显异常，腹部 B 超未见明显异常，头颅 CT 未见明显异常，胸片未见明显异常，血常规未见明显异常。饮食可，睡眠可，大便干燥，小便短赤，苔白，脉浮。

辨证：风水。

治法：疏风清热,宣肺行水。

处方：越婢汤加减。

麻黄 9g,石膏 30g,滑石 12g,生姜 6g,大枣 4 枚,甘草 6g。5 剂,水煎服,每剂服 1 日,日服 3 次。

二诊：3 月 18 日。患者全身水肿、头面部肿胀、两目不能开等症状较前减轻,舌脉同前。继服 7 剂。

按：患者从病机来说,与肺气失于宣降有关。肺气失于宣降,水道不通,泛滥体表,这就是风水证。越婢汤出自《金匮要略》,主要治疗风水夹热证。

朱祝生认为,小便出于膀胱,膀胱为太阳之腑,袭人之风由经传腑,致膀胱失其所司,所以小便不利。麻黄能祛太阳在腑之风,佐以石膏、滑石更能清太阳在腑之热,所以服药后汗出而小便自利。

案三：双下肢水肿 1 年,属脾肾虚弱,治以健脾补肾、益气消肿,疗效佳。

何某,男,74 岁,2019 年 5 月 5 日初诊。

主诉：双下肢水肿 1 年。

患者双下肢水肿 1 年,以小腿胫前较甚,按之没指,难复起,小便短少,身体困重,纳差,倦怠乏力,睡眠欠佳,无胸闷、恶心、呕吐。否认高血压病史;查心电图未见明显异常,腹部 B 超未见明显异常,头颅 CT 未见明显异常,胸片未见明显异常,血常规未见明显异常。大便较干,苔白腻,脉沉。

辨证：脾肾虚弱。

治法：健脾补肾,益气消肿。

处方：肉桂 12g,生姜皮 12g,茯苓皮 10g,大腹皮

15g,桑白皮 10g,陈皮 15g,苍术 10g,泽泻 10g,甘草 9g。5 剂,水煎服,每剂服 1 日,日服 3 次。

二诊:5 月 18 日。患者双下肢水肿较前减轻,身体困重、纳差、倦怠乏力亦有减,舌脉同前。继服 7 剂。

按:朱祝生认为,患者年迈体虚,脾肾虚弱,无力运化水湿(水湿为阴邪),停聚于下肢,故见水肿。

本病的主要特征是全身气化功能障碍,水不自行。其病位主要在肾,但与脾、肺有关。朱祝生遵"平治于权衡,去宛陈莝""开鬼门,洁净府"的思想,运用健脾利水、活血化瘀、实大便、利小便的方法治疗本病。方中桑白皮、大腹皮、陈皮、茯苓皮、生姜皮化湿利水,苍术健脾燥湿,并用肉桂温阳,共奏温阳化气行水之妙。

低钾血症验案

案:无明显诱因出现全身酸软无力 3 个月余,属中气不足、肝肾两虚,治以补中益气、疏肝养肾,疗效佳。

周某,男,35 岁,2019 年 6 月 24 日初诊。

主诉:全身酸软无力 3 个月余。

患者平素工作紧张,常上夜班,无明显诱因出现全身酸软无力 3 个月余,时有胸闷、心慌、自汗、抽搐,无恶心、呕吐,无意识障碍。否认心脏病、高血压、糖尿病等病史。实验室检查:血常规示血钾 2.9mmol/L;B 超未见明显异常,心电图示窦性心动过速。平素纳差,睡眠欠佳,大小便正常。舌体胖大、边有齿痕,舌淡苔白,脉虚弦。

辨证:中气不足,肝肾两虚。

治法:补中益气,疏肝养肾。

处方:柴胡10g,白芍10g,郁金10g,佛手10g,党参15g,白术10g,茯苓10g,山药10g,升麻10g,陈皮10g,当归10g,黄芪20g,熟地黄15g,山茱萸10g,菟丝子10g,五味子10g,丹参10g,红花10g,桂枝10g,淫羊藿10g,瓜蒌壳10g,薤白10g,枳壳10g,甘草6g。5剂,水煎服,每剂服1日,日服3次。

二诊:7月1日。患者全身无力有减,抽搐未作,感手麻冰凉,手汗,舌边有齿痕而淡,苔黄,脉虚弦。拟上方去白芍、淫羊藿、瓜蒌壳,加红景天10g、葛根10g、黄芩10g、赤芍10g。5剂,服法同前。

三诊:7月8日。患者全身无力减,胸闷好转,仍有自汗,手麻不冷,舌脉同前。拟上方去薤白、葛根,加浮小麦15g、麻黄根15g、龙骨20g。5剂,服法同前。

四诊:7月15日。患者无力、胸闷、汗出症状均明显减轻,苔白,脉沉细。拟上方加合欢皮10g、补骨脂15g。5剂,服法同前,以之调理。后复查血钾3.5mmol/L。

按:平素纳差,脾肾虚弱,精气生化乏源,出现酸软无力、自汗、舌体胖大、边有齿痕,舌淡苔白,脉虚等表现;气虚无力推动,郁滞于胸,导致胸闷、心慌、抽搐、睡眠欠佳、脉弦,乃肝郁不舒之候。故本病治疗以补中益气、疏肝养肾为法,然而血为气母,疏肝行气的同时,加用温阳活血之品,可协助全身气机调畅,升降相因,使气得泄。若出现虚热之象,加用红景天、葛根、黄芩、赤芍,滋阴清热,活血化瘀;若出现自汗、手麻等证候,可加入浮小麦、麻黄根、龙骨,固表敛汗;若心神欠安,脾肾不足,可加入合欢皮、补骨脂,安神,健脾固肾。

便秘验案

案一:大便干结,小便短赤,面红身热,腹胀 1 周,属湿热蕴肠,治以清热除湿、润肠通便,疗效佳。

李某,男,73 岁,2018 年 4 月 5 日初诊。

主诉:大便干结,小便短赤,面红身热,腹胀 1 周。

患者腹胀,大便干结、形如羊屎难下,矢气较多,面红身热,口干、口臭,小便短赤,饮食欠佳,睡眠尚可,无胸闷、恶心、呕吐,无心悸、咳嗽。否认高血压病史,心电图未见明显异常,腹部平片未见明显异常,头颅 CT 未见明显异常,胸片未见明显异常,血常规未见明显异常。舌红苔黄,脉滑数。

辨证:湿热蕴肠。

治法:清热除湿,润肠通便。

处方:藿香 10g,佩兰 10g,黄芩 10g,栀子 10g,麦冬 15g,玄参 15g,郁李仁 15g,火麻仁 15g,杏仁 15g,瓜蒌仁 15g,大黄 6g,枳壳 10g,当归 10g,茯苓 15g,甘草 6g。服药 5 剂,症状痊愈。

按:患者由于湿热蕴结于肠道,导致腹胀,大便干结、形如羊屎难下。同时症见矢气较多,面红身热,口干、口臭,小便短赤,饮食欠佳,舌红苔黄,脉滑数,说明此属热重于湿。故用黄芩、栀子、大黄、藿香、佩兰清热除湿,通利大便;麦冬、玄参、郁李仁、火麻仁、杏仁、瓜蒌仁润肠通便;茯苓、枳壳、当归健脾理气活血,甘草调和诸药。

案二：大便艰涩难解，排出困难 4 个月，属于肾阳亏虚，治以温肾益精、润肠通便，疗效佳。

刘某，男，78 岁，2018 年 8 月 9 日初诊。

主诉：大便艰涩难解，排出困难 4 个月。

患者大便艰涩难解，排出困难，干如羊屎，时觉腹胀，喜热，腰膝酸软，肾区无叩痛，无胸闷、恶心、呕吐。否认高血压病史，心电图未见明显异常，腹部平片未见明显异常，头颅 CT 未见明显异常，胸片未见明显异常，血常规未见明显异常。饮食欠佳，睡眠可，小便清长，舌淡苔白，脉沉细。

辨证：肾阳亏虚。

治法：温肾益精，润肠通便。

处方：肉苁蓉 10g，泽泻 10g，山茱萸 10g，枳壳 10g，当归 15g，菟丝子 10g，牛膝 15g，乌药 10g，郁李仁 10g，火麻仁 10g，甘草 6g。5 剂，水煎服，每剂服 1 日，日服 3 次。

二诊：8 月 18 日。患者大便艰涩难解、排出困难较前减轻，大便较通畅，舌脉同前。继服 5 剂。

按：朱祝生认为，患者肾阳亏虚，开合失司，故而大便艰涩，小便清长，喜热。便秘在《伤寒论》中有"阳结""阴结""脾约"等名称。《景岳全书·杂证谟·秘结》说："此其立名太烦，又无确据，不得其要，而徒滋疑惑，不无为临证之害也。"故朱祝生主张把便秘分为阴结、阳结两大类。本病是大肠传导功能失常，但与脾肾胃的关系较密切。本案为阴结，由阳虚引发大肠运行无力，故以温肾益精、润肠通便为法进行辨治。

案三：大便秘结 3 年，属于阴虚肠燥，治以滋阴润肠通便，疗效佳。

吕某，女，49 岁，2019 年 5 月 10 日初诊。

主诉：大便秘结 3 年。

患者大便秘结 3 年，如羊屎艰难排出，口渴少津，腹胀不舒，时有腹痛，排气较多，平素喜食辛辣之品，食少，时觉口臭，口苦，无胸闷、恶心、呕吐。否认高血压病史，心电图未见明显异常，腹部平片未见明显异常，头颅 CT 未见明显异常，胸片未见明显异常，血常规未见明显异常。舌红苔少，脉细稍数。

辨证：阴虚肠燥。

治法：滋阴润肠通便。

处方：无花果 15g，大黄 15g，杏仁 15g，白芍 12g，玄参 10g，枳实 10g，厚朴 12g，甘草 10g。5 剂，水煎服，每剂服 1 日，日服 3 次。

二诊：5 月 18 日。患者大便较通畅，舌脉同前。继服 5 剂。

按：朱祝生认为，本案中，肠中有热与津液损伤对便秘的形成起着重要的作用，在治疗上提出清热、增液、润肠、通便等方法。

便秘与患者年迈体虚、肾气不足；或邪热内盛，或湿热内蕴；或燥热内结，津液不足；或情志失调，气机郁滞；或劳倦内伤，气血不足等有关。便秘的病位主要在大肠，但与胃、脾、肾密切相关。一般来说，便秘的症状较简单，但其成因较复杂，故临床表现各有差异，治疗上应先分清虚实。

喉癌验案

案:咽喉不适,似有物体梗堵咽喉1周,属于肝气郁结、气滞血瘀,治以益气健脾燥湿、化痰活血散结,疗效佳。

卜某,男,64岁,2009年8月18日初诊。

主诉:咽喉不适,似有物体梗堵咽喉1周。

患者经常咳嗽痰多,晨起尤甚,近日感到咽喉不适,似有物梗堵咽喉。患者长期嗜酒及抽烟,生活无规律,曾在当地按咽炎治疗,症状有所改善,近期说话时嗓音嘶哑,渐渐说话发声很困难,并现乏力气短,不经意间发现脖子有硬块,遂前往医院就诊。经喉镜检查,确诊为喉癌。患者饮食、二便可,睡眠可,精神可,舌质淡,舌胖大、有齿痕,脉沉滑。

辨证:肝气郁结,气滞血瘀。

治法:益气健脾燥湿,化痰活血散结。

处方:山豆根10g,藏青果10g,木蝴蝶15g,夏枯草15g,海藻15g,射干10g,猫爪草15g,玄参10g,芦根15g,天花粉15g,冬凌草18g,浙贝母15g,党参20g,白术15g,茯苓15g,北柴胡10g,白芍10g,郁金10g,佛手10g,黄芪30g,白花蛇舌草20g,干蟾皮10g,壁虎10g,藤梨根20g,黄药子15g,灵芝15g。每剂药服2天。

服药月余,声音清楚多了,嗓子不痛,乏力气短等症状好多了。但时有咳嗽,痰中带血,上方加白茅根5g、仙鹤草15g,再服,半月后再行调理。

随访患者病情平稳,神情尚好,言语清楚,咽喉不痛,遂将上方制成蜜丸坚持服用。

2年后再随访,患者健在。

按:朱祝生善用防风山豆根木蝴蝶汤加减治疗多种咽喉疾病。本案以山豆根、藏青果、木蝴蝶、夏枯草、海藻、射干清咽利喉散结;用玄参、芦根、天花粉清热养阴;用白花蛇舌草、干蟾皮、壁虎、藤梨根、黄药子、冬凌草、猫爪草活血化瘀,抗癌消癥;更以黄芪、党参、白术、茯苓益气扶正,增强抗病能力。更为重要的是,朱祝生善于疏肝调节情志,促使心态平和,有利于病情康复,常选用北柴胡、白芍、郁金、佛手。

肺癌验案

案:胸部不适,咳嗽痰多色白,时有痰中带血,胸闷,神疲乏力,属于肺脾气虚、痰热湿阻、瘀血内阻,治以补益肺脾、祛湿清热解毒、活血化瘀,疗效佳。

张某,男,56岁,2013年5月21日初诊。

主诉:胸部不适,咳嗽痰多色白1年。

患者长期吸烟,近年来感觉胸部不适,咳嗽痰多色白,时有痰中带血,胸闷,神疲乏力,舌胖苔黄腻,脉弦细。肺部CT检查显示肺癌中期。患者现咳嗽加重,痰中带血,咳嗽时胸痛,不愿手术,只接受化疗,要求中药调治。

辨证:肺脾气虚,痰热湿阻,瘀血内阻。

治法:补益肺脾,祛湿清热解毒,活血化瘀。

处方:生黄芪50g,太子参50g,白术15g,茯苓15g,

黄芩 15g, 栀子 15g, 龙胆 15g, 麦冬 10g, 法半夏 30g, 陈皮 15g, 苏子 15g, 葶苈子 10g, 仙鹤草 60g, 白及 30g, 蚤休 30g, 白花蛇舌草 15g, 壁虎 15g, 岩黄连 15g, 甘草 30g。7 剂, 水煎服, 每日 1 剂, 分次少量频服。

二诊:2013 年 6 月 25 日。经多次化疗, 痰中带血、胸闷、神疲乏力好转, 因患者长期抽烟, 烟毒积聚, 痰瘀互结, 舌胖, 苔黄腻稍退, 脉弦细。前方加红花 15g、桃仁 15g、丹参 15g、鹅管石 15g。10 剂, 水煎服, 2 日 1 剂, 分次少量频服。

三诊:2013 年 8 月 16 日。近来进食很少, 日渐消瘦, 面黄白、无血色, 舌淡胖苔黄, 脉细无力。前方去黄芩、栀子、龙胆, 加西洋参 30g、鸡内金 10g、莱菔子 10g、神曲 10g、枳壳 10g。10 剂, 水煎服, 2 日 1 剂, 分次少量频服。

四诊:2013 年 10 月 21 日。前后共服中药 30 余剂, 病情平稳, 咳嗽减轻, 少有胸痛, 进食有增, 面色转好, 舌淡胖苔黄, 脉细。将前方蜜制为丸服用。

随访 2 年, 患者仍坚持服药, 病情基本稳定, 生活良好, 仍在治疗中。

按:朱祝生认为, 本案患者患病时间较久, 属于慢病、重病, 且其体质虚弱, 体内痰瘀毒互结, 实乃正虚邪实。对于中医肺病虚证, 朱祝生多用自拟经验方补体抗痨散, 选用生黄芪、太子参、白术、茯苓、仙鹤草、白及、蓇草花补益肺脾, 摄血止血;对于痰涎壅滞, 朱祝生善用三子养亲汤加减;用蚤休、白花蛇舌草、壁虎、岩黄连(苗药)活血解毒, 往往获得满意效果。

胰腺癌验案

案:形体消瘦,精神疲惫,头目昏眩,肢倦乏力,便少且溏泻,时感上腹疼痛,属于气阴两虚夹瘀血,治以益气养阴、活血化瘀,疗效佳。

彭某,男,60岁,2017年9月5日初诊。

主诉:形体消瘦,精神疲惫2年。

患者既往于北京某医院进行胰腺癌手术,因不愿化疗、放疗,经人介绍就诊于朱祝生门诊。诊见:患者形体消瘦,精神疲惫,头目昏眩,肢倦乏力,口淡食少,夜寐不安,便少且溏泻,时感上腹疼痛,舌红、舌边紫斑,舌苔淡黄而厚,脉沉细而弦。

辨证:气阴两虚夹瘀血。

治法:益气养阴,活血化瘀。

处方:太子参15g,玄参15g,麦冬15g,黄芪30g,当归12g,川芎5g,桃仁10g,红花5g,赤芍15g,枳壳12g,柴胡10g,川牛膝20g,桔梗15g,龙葵10g,白花蛇舌草10g,泽兰15g,鸡内金15g,黄药子15g,广重楼10g,冬凌草15g,猫爪草10g,甘草6g。10剂,水煎服,每日服1剂,日服3次。

二诊:2017年9月25日。头目昏眩、肢倦乏力、口淡食少、夜寐不安略有减轻,但查血糖偏高,口干口苦,舌红、舌边紫斑,舌苔淡黄而腻,脉沉细而弦。前方加山药15g、党参20g、佩兰10g、藿香15g、葛根15g、苍术10g。15剂,水煎服,每日服1剂,日服3次。并嘱服用降糖药二甲双胍。

三诊:2017 年 12 月 21 日。病情稳定,饮食尚可,脉细弦。前方去党参。15 剂,水煎服,每日服 1 剂,日服 3 次。

四诊:2018 年 5 月 30 日。自诉服降糖药后左侧腹部隐痛,舌淡紫、边有齿痕,苔白厚,脉弦细。前方加延胡索 10g、川楝子 10g、党参 15g。15 剂,水煎服,每 2 日服 1 剂,日服 3 次。

五诊:2018 年 6 月 30 日。病情控制良好,左腹部隐痛有缓解,自诉查肠镜示息肉变小。舌胖苔白腻,脉弦。前方加薏苡仁 15g、红豆 10g、荷叶 10g。15 剂,水煎服,每 2 日服 1 剂,日服 3 次。

后坚持服用中药,随访,病情稳定。

按:本案病本为气阴两虚,病标为夹湿夹瘀。朱祝生分析,治疗时补气养阴会助生湿,而重在除湿则易伤阴,故一定要掌握好用药剂量。用太子参、玄参、麦冬、黄芪益气养阴,用佩兰、藿香、葛根、苍术、薏苡仁、红豆、荷叶化湿、燥湿,故而病情稳定。

胃癌验案

案:体形肥胖,神疲倦怠,时感上腹部疼痛,疼痛不明显,属于气阴两虚、虚热内扰,治以益气滋阴清热,疗效佳。

余某,女,65 岁,2016 年 12 月 21 日就诊。

主诉:体形肥胖,神疲倦怠,时感上腹部疼痛半年。

2016 年 6 月行胃癌手术, 术后未做放化疗, 一直服用中药, 后又查出患有糖尿病及高脂血症, 使用胰岛素维持血糖及吉非贝齐降血脂。现症: 患者体形肥胖, 面色苍白, 时感上腹部疼痛、但不明显, 神疲倦怠, 五心烦热, 口干口苦, 眠差, 舌红, 苔黄, 脉细弦数。

辨证: 气阴两虚, 虚热内扰。

治法: 益气滋阴清热。

处方: 熟地黄 20g, 牡丹皮 15g, 山茱萸 15g, 茯苓 10g, 山药 15g, 墨旱莲 15g, 酒女贞子 15g, 北柴胡 10g, 白芍 10g, 郁金 10g, 丹参 15g, 五味子 10g, 灵芝 20g, 黄芪 20g, 太子参 15g, 玄参 15g, 麦冬 15g, 地骨皮 15g, 虎杖 15g, 夏枯草 15g, 地耳草 15g, 冬凌草 15g, 白花蛇舌草 15g, 蚤休 15g, 枳壳 10g, 甘草 6g。15 剂, 水煎服, 每日服 1 剂, 日服 3 次。

二诊: 2017 年 1 月 6 日。五心烦热、口干口苦、眠差好转, 因饮食控制不好则血糖偏高(早餐前 8.9mmol/L), 更觉神疲乏力, 舌淡红, 苔薄黄, 脉沉细弦。拟前方去玄参、麦冬、地骨皮、地耳草, 加葛根 15g, 苦瓜粉、松花粉各 5g(每日分 2 次吞服)。15 剂, 水煎服, 每日服 1 剂, 日服 3 次。并嘱其须用西药降糖药, 控制好饮食。

三诊: 2017 年 2 月 21 日。血糖控制尚好, 仍感神疲乏力, 舌淡红, 苔薄黄, 脉沉细。拟前方水飞成丸, 坚持服用。

2017 年 12 月, 家人告知, 患者病情稳定, 精神尚好, 血糖控制较好(注射胰岛素)。2018 年 8 月电话随访, 患者坚持服用朱祝生所制中药散剂, 病情稳定。

按：本案本虚是气阴两虚，而阴虚生内热，故见五心烦热、口干口苦、眠差、舌红等阴虚内热之象；面色苍白，时感上腹部疼痛，神疲倦怠，是为气虚之象；但见体形肥胖，乃体内多痰湿之象。由此可见，此患者乃气虚痰湿、阴虚内热互结一体。另外，痰湿郁久化热，形成实热，虚热与实热相互夹杂，促使体内代谢紊乱，血糖升高，故治宜益气滋阴清热、化痰除湿以及专病专药(降糖)同时运用，配合疏肝调情志，方能取效。

口舌生疮验案

案一：反复发作口舌生疮 2 年余，属于胃热阴虚，治以清胃降火、滋阴生津，疗效佳。

李某，男，42 岁，2019 年 5 月 15 日初诊。

主诉：反复发作口舌生疮 2 年余。

患者诉反复发作口舌生疮 2 年余，患处灼痛，进食痛甚，伴口臭、口干，多痰，尿黄，无胸闷、恶心、呕吐。否认高血压病史；查心电图未见明显异常，腹部 B 超未见明显异常，头颅 CT 未见明显异常，胸片未见明显异常，血常规未见明显异常。嗜食辛辣之品，睡眠尚可，大便时干，舌红，苔薄黄，脉滑数。

辨证：胃热阴虚。

治法：清胃降火，滋阴生津。

处方：玄参 20g，生地黄 20g，麦冬 20g，黄芩 10g，藿香 10g，天花粉 15g，砂仁 10g，黄柏 10g，防风 6g，栀子 10g，生石膏 15g，川牛膝 15g，大黄 9g，甘草 6g。5 剂，水

煎服,每剂服1日,日服3次。

二诊:5月20日。患者口舌生疮稍好转,仍口臭、口干,尿黄,舌红,苔薄白,脉数。前方去砂仁,加知母15g、连翘10g、芦根15g,生石膏改为25g,再服6剂。药后口臭、口干、尿黄大有好转。

按:朱祝生常用泻黄汤导热下行,其中川牛膝清降积热,而获全功。方中石膏辛寒清热,栀子苦寒泻火,二药合用清上彻下;防风升散脾胃之伏火,清降与升散并进,不伤脾胃之阳;藿香芳香醒脾,既振发脾胃气机,又助防风;生地黄清热凉血,养阴生津,活血化瘀,开通闭塞;大黄清热泻火,荡涤肠胃污浊之邪,又可入血分活血止血。诸药合用,而达清脾胃之功。

案二:反复发作口舌生疮1年,属于胃热炽盛,治以清胃降火、滋阴生津,疗效佳。

李某,男,42岁,2019年4月9日初诊。

主诉:反复发作口舌生疮1年。

患者诉反复发作口舌生疮1年,患处灼痛,进食痛甚,伴口苦、口干,时觉口臭,尿黄,经常便秘,无胸闷、恶心、呕吐,否认高血压病史,心电图、腹部B超、头颅CT、胸片、血常规均未见明显异常,饮食尚可,睡眠尚可,舌边尖红,苔黄,脉弦滑数。

辨证:胃热炽盛。

治法:清胃降火,滋阴生津。

处方:玄参20g,生地黄20g,麦冬20g,黄芩10g,天花粉15g,玉竹15g,石斛15g,黄柏10g,芦根15g,知母15g,栀子10g,生石膏15g,太子参15g,连翘15g,

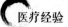

川牛膝 15g，甘草 6g。5 剂，水煎服，每剂服 1 日，日服 3 次。

二诊：4 月 15 日。患者口舌生疮、患处灼痛、进食痛甚症状均明显好转。

按：口舌生疮属中医"口疳""口疡""口糜"等范畴。明代申斗垣《外科启玄》谓："口疳是湿热在于胃口之上，乃脾之窍。"清代何梦瑶《医碥》曰："口疳……积热所致。"隋代巢元方《诸病源候论》："脾脏有热，冲于上焦，故口生疮也。"病机归于脾胃积热，上攻于口，熏灼肌膜。故本案治疗当清胃降火，滋阴生津。

带状疱疹验案

带状疱疹是由水痘 - 带状疱疹病毒引起的病毒性皮肤病，以沿单侧周围神经分布的簇集性小水疱为特征，常伴有明显的神经痛。因皮肤上有红斑水疱，累累串珠，每多缠腰而发，故又名"缠腰火丹"，或称"火带疮""蛇丹"。《外科启玄》称"蜘蛛疮"。免疫力低下、老年人和患有慢性消耗性疾病的人容易感染水痘 - 带状疱疹病毒，而且一旦感染，病情更为严重。当发生感冒、恶性肿瘤、免疫性疾病、接受放射或化学药物治疗，人体抵抗力降低时，会诱发带状疱疹。由于这种病毒有亲神经的特点，发病总是沿神经走向，呈条带状，故称带状疱疹。

治疗宜清热利湿，疏肝止痛，活血化瘀。处方：北柴胡 10g，赤芍 10g，郁金 10g，佛手 10g，红花 10g，龙胆

10g,板蓝根 10g,夏枯草 10g,延胡索 10g,川楝子 10g,乌药 10g,甘草 6g。

案一：带状疱疹 3 天,属热毒内蕴、肝失疏泄,治以清热解毒、疏肝止痛、活血化瘀,疗效佳。

肖某,女,63 岁,2019 年 6 月 5 日初诊。

主诉：带状疱疹 3 天。

患者右侧胸部沿神经支配的皮肤区出现带状排列的成簇疱疹,色红,疼痛难忍,时觉瘙痒,无胸闷、恶心、呕吐,否认高血压病史,查心电图、腹部 B 超、头颅 CT、胸片、血常规均未见明显异常,饮食可,睡眠可,大小便未见明显异常,舌红苔黄厚,脉弦数。

辨证：热毒内蕴,肝失疏泄。

治法：清热解毒,疏肝止痛,活血化瘀。

处方：北柴胡 10g,赤芍 10g,郁金 10g,佛手 10g,当归 10g,川芎 10g,红花 10g,龙胆 10g,板蓝根 10g,夏枯草 10g,延胡索 10g,川楝子 10g,乌药 10g,黄芪 15g,甘草 6g,白芷 10g。5 剂,水煎服,每剂服 1 日,日服 3 次。

二诊：6 月 15 日。患者症状缓解。

案二：带状疱疹 4 天,属血中热毒、肝郁气滞,治以清热解毒凉血、疏肝活血止痛,疗效佳。

陈某,女,74 岁,2019 年 3 月 9 日初诊。

主诉：带状疱疹 4 天。

患者腹部疼痛,并左侧腹部出现透明疱疹,有热灼感、疼痛不已,难以忍受,经某医院诊为"带状疱疹"。患者寝食难安,口干口苦,无胸闷、恶心、呕吐,否认高血压病史,查心电图、腹部 B 超、头颅 CT、胸片、血常规均未见明显异常,大小便尚正常,舌紫苔厚腻,脉弦细。

辨证:血中热毒,肝郁气滞。

治法:清热解毒凉血,疏肝活血止痛。

处方:北柴胡 10g,郁金 10g,佛手 10g,延胡索 10g,川楝子 10g,生地黄 15g,牡丹皮 15g,赤芍 10g,黄连 10g,龙胆 10g,夏枯草 10g,当归 10g,黄芩 10g,石膏 20g,茯苓 10g,白术 10g,黄芪 15g,甘草 6g,枳壳 10g,大青叶 15g,知母 15g,板蓝根 15g。5 剂,水煎服,每剂服 1 日,日服 3 次。

二诊:3 月 15 日。患者热灼感、疼痛不已明显减轻。再加服 8 剂,疼痛止。

按:带状疱疹属中医"蛇串疮""缠腰火丹""蜘蛛疮"等范畴。本病多为情志不舒,肝气郁滞,久而化火,肝经之火溢于肌肤而发,或脾失健运,湿邪内生,或感受湿热火毒,蕴结肌肤而成,或年老体弱者,多因血虚肝旺,气血瘀滞而致疼痛剧烈,病程迁延。目前,本病一般分为肝经湿热、脾虚湿蕴、气滞血瘀三证辨治,而临床初发多以肝经湿热更为多见。疼痛为其主要临床症状之一,可分为"不通则痛"和"不荣则痛"。治疗上,可选用红花、赤芍、川芎、当归活血祛瘀,瘀去则气血流畅无阻而痛自除;北柴胡、佛手、郁金、龙胆、白芷引经而使药达病所,疏通气机,使气行则血行;板蓝根、夏枯草、延胡索、川楝子、乌药、黄芪行气止痛,甘草调和诸药。方药配伍上,既要行气活血、通络止痛,又要养血和营、缓急止痛。诸药合用,共奏清热解毒、通络止痛、活血化瘀之效,兼以扶助正气、驱邪外出,使邪去则正自安。

老年斑验案

案：出现老年斑，继后老年斑逐渐增多，属于肝脾不和、心肝血虚、瘀阻脉络，治以疏肝解郁健脾、养血安神，疗效佳。

路某，女，66岁，2019年3月初诊。

主诉：满面老年斑3年余。

患者63岁开始出现老年斑，随后老年斑逐渐增多，刚开始多方求医，未见效果，斑点逐渐增多，也到某医疗美容机构治疗，效果不明显，皮肤科检查未见明显异常，遂来寻求中医治疗。现症：满面老年斑，尤以两颊及两额多，面色黧黑，胁肋胀痛，抑郁寡欢，腰膝酸软，寐差，纳不佳，二便调，舌色暗淡、苔薄白，脉弦细。

辨证：肝脾不和，心肝血虚，瘀阻脉络。

治法：疏肝解郁健脾，养血安神。

处方：逍遥散加减。

柴胡10g，当归10g，炒白芍15g，炒白术15g，茯神30g，川楝子6g，香附10g，郁金10g，佛手10g，红花10g，生酸枣仁30g，柏子仁20g，合欢花20g，夜交藤15g，玫瑰花15g，绿萼梅15g，代代花15g，三七花10g。

7剂，水煎服，日1剂，早晚分服。

药后患者面色较前转白润，寐转佳，纳增。又以前方加减服用2个月余，老年斑减少，两颊部老年斑已基本消散。后又以前方加减服用3个月，老年斑面积明显缩小，患者面色红润，与初诊时判若两人。

按：老年斑本属老年人正常生理。该患者老年斑面积大、颜色深。《医宗金鉴》云："黧黑斑……由忧思抑郁，血弱不华，火燥结滞而生于面上，妇女多有之。"黑斑是由肝气不疏，肝郁化火，肝火上炎所致。其病机为肝肾精血亏虚，导致肝火妄动。治以滋养肝肾精血，疏肝郁，平肝火。本案患者胁肋胀痛、抑郁寡欢、脉弦，均为肝郁气滞的表现，故予逍遥散，可解肝郁，加玫瑰花、绿萼梅、代代花、三七花以增强疏肝消斑作用。脉细为肝肾精血不足之候，故用生酸枣仁、柏子仁以滋养肝肾，终获满意疗效。

桂枝汤治疗心悸案

案：心悸胸闷不适5年，属于血不养心、心神不宁，治以补心养血、安神定志、温阳理气，疗效佳。

李某，女，62岁，工人，2017年6月5日初诊。

主诉：心悸胸闷不适5年，加重1个月。

患者心悸胸闷不适5年，一直自己服用丹参滴丸治疗，1个月前症状加重，就诊于贵州省人民医院，行心电图、心脏彩超检查，未见明显异常。现症：形体消瘦，心悸胸闷，烦躁易怒，口干口苦，夜眠欠佳而多梦，五心烦热，大便干，舌质红少苔，脉细数。测血压130/80mmHg，心率88次/min，律齐。血常规、生化全套均未见异常。

辨证：血不养心，心神不宁。

治法：补心养血，安神定志，温阳理气。

处方：桂枝10g，白芍10g，朱茯神15g，瓜蒌壳10g，薤白 10g,白术 10g,枳壳 10g,阿胶 10g,酸枣仁 10g,柏子仁 15g,当归 10g,川芎 10g,丹参 15g,黄芪 15g,党参 15g,大枣 5 枚,炙甘草 10g。

6 剂,水煎服,日 1 剂,每日 3 次。

二诊:2017 年 6 月 12 日。患者自觉症状明显减轻,测血压 130/80mmHg,心率 88 次 /min,律齐,舌质红,苔白少津,脉细弱。仍以上方加减治疗,续服 10 剂后,最终症状消失。

按:心悸是临床上常见的病症,可由器质性心脏病、非器质性心脏病以及非心脏性因素引起,临床表现复杂多变,在临床诊断与辨证论治上有一定难度。朱祝生用桂枝汤合柏子养心汤加减治疗心悸,取得满意疗效。朱祝生认为,桂枝辛温,辛能发散,温通卫阳;芍药酸寒,酸能收敛。桂枝君芍药,是于发汗中寓敛汗之旨;芍药臣桂枝,有调和营卫之功。大枣之甘,佐芍药以和中。甘草甘平,有安内攘外之能,用以调和中气,即以调和表里,且以调和诸药;以桂芍之相须,大枣以和中,借甘草之调和阴阳表里、气血营卫,并行而不悖,是刚柔相济以相和也。桂枝汤以桂枝为君,"桂枝辛温,辛能发散,温通卫阳",以达到发汗的目的。桂枝汤主要用的是桂枝、芍药这一君一臣,发汗也不忘护阴,也说明"不可过汗"的重要性。

在中医辨证论治中,由于病情轻重不同,病程长短不同,体质因素不同,用药季节不同,患者心理素质不同,发病时间与环境不同等,导致临床表现千变万化,需要医师根据病情,结合自身经验,考虑合病、并病等情况来辨证用药。中医药治疗心悸具有疗效可靠、毒副作用小、花钱

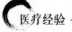

较少的优势,而且除中药汤剂之外,还有众多的中成药可供选择,如针剂、胶囊、口服液等,使临床中医医师有了较多的治疗选择。

消瘰丸治疗瘿瘤积聚案

朱祝生行医 50 余年,应用《医学心悟》消瘰丸加减,治疗甲状腺结节、颈部肿瘤、乳房包块及其他肿瘤 30 余例,效佳。

(一) 血管瘤

案:右侧颈部无痛性肿块 1 年多,属于痰热凝结、气滞血瘀,治以疏肝化痰软坚、清热解毒、活血化瘀,疗效佳。

王某,女,45 岁,2017 年 10 月 16 日初诊。

主诉:右侧颈部无痛性肿块 1 年多。

无明显诱因发现右侧颈部肿块 1 年多(4cm×5cm),质硬,无疼痛,曾就诊于贵州医科大学附属肿瘤医院、贵州省人民医院,行颈部 B 超、CT、MRI、肿瘤标志物等检查,诊为"血管瘤",因肿块与颈动脉相近,手术较为困难,暂未行手术治疗,故来求治。现症:右侧颈部肿块,皮肤颜色无异常、包块质软、活动度可,压痛,边界可,痰黏难出,时有口苦咽干,胸闷身困,消瘦,舌质红、边有瘀斑,苔黄腻,脉弦。

辨证:痰热凝结,气滞血瘀。

治法:疏肝化痰软坚,清热解毒,活血化瘀。

处方:消瘰丸加疏肝理气、活血化瘀之品。

玄参 12g,牡蛎 15g,川贝粉 9g(吞服),北柴胡 10g、白芍 10g,郁金 10g,佛手 10g,昆布 15g,海藻 15g,麦冬10g,茯苓 10g,紫花地丁 12g,蒲公英 10g,炮山甲 6g,全虫 6g(另包),桃仁 10g。

15 剂,水煎服,日 1 剂,每日 3 次。

二诊:2017 年 11 月 2 日。服上方 15 剂,患者自觉肿块略消,乃以原方加夏枯草 12g,天冬 10g,续服 50 剂,肿块明显缩小(2cm×2cm)。

按:动脉性血管瘤可有明确的动脉搏动等现象。B 超及彩超检查可见特征性影像,是血管瘤的确诊检查。中医治疗血管瘤往往以辨证为主,药物治疗副作用小。朱祝生善用消瘰丸加减治疗血管瘤,在临床中常选用北柴胡、白芍、郁金、佛手、冬虫夏草、猪苓、桑寄生、山豆根、远志、泽泻、金银花、制鳖甲、连翘、紫草、桃仁、三七等以疏肝活血、化痰软坚,见效快,疗效确切。

(二) 甲状腺结节

案:颈部生一肿块半年,属于痰热互结、气滞血瘀,治以疏肝理气、化痰软坚、清热解毒,疗效佳。

杨某,女,26 岁,1992 年 11 月 17 日初诊。

主诉:颈部生一肿块半年。

患者于 1992 年 9 月因喉痛、咳嗽久治不愈,进而发现颈部生一肿块,大小约 3cm×3cm,就诊于贵阳市第一人民医院,行 B 超、MRI 及活检等检查,诊断为"左下叶包块处凉结节",未行手术治疗。患者为求非手术治疗,就诊于我院门诊。现症：颈部生一肿块，压痛，边界不清，质软，月经期乳房胀痛，小腹坠痛，腰酸痛，经量少、色黑，舌红，苔薄黄，脉细弦。

辨证：痰热互结，气滞血瘀。

治法：疏肝理气，化痰软坚，清热解毒。

处方：消瘰丸加减。

玄参 12g，牡蛎 15g，川贝粉 9g（吞服），北柴胡 10g，青皮 10g，白芍 10g，郁金 10g，海藻 15g，昆布 15g，桃仁 10g，赤芍 12g，制香附 12g，黄药子 9g，红花 6g，当归 10g，紫草 9g，全虫 5g（另包），炮山甲 5g（另包）。

15 剂，水煎服，2 日 1 剂，每日 3 次。

二诊：1992 年 12 月 16 日。患者诉颈部包块缩小，苔脉无明显变化。再守原方，加法半夏 9g、茯苓 10g、陈皮 10g、海蛤 15g、海浮石 15g。水煎服，15 剂。

三诊：1993 年 1 月 16 日。患者诉颈部瘿瘤再缩小，唯感经来腹痛，色黑有块、但来之较畅，自觉心烦易怒，痰多色白，苔黄，脉滑弦数。再以前法，上方加延胡索 10g、川楝子 10g。

后随访，查包块基本消失，未见复发。

按：甲状腺结节是位于甲状腺内的肿块，可随吞咽动作带动甲状腺上下移动，是临床常见病症，病因众多。本案辨证为痰热互结、气滞血瘀，采用消瘰丸加减，疏肝理气，化痰软坚，清热解毒；治疗中后期，加用理气化痰软坚之品，包块尽除。由此可知，此类疾病的病机为气结痰凝，需采用行气、化痰、软坚为基本治疗大法，而"疏肝"可使气机调畅，痰随气消。

（三）乳房肿块

案：左侧乳房无痛性包块 2 年，属于肝郁气滞、痰核阻络，治以疏肝理气、化痰散结通络，疗效佳。

代某，女，38 岁，2018 年 8 月 11 日初诊。

主诉：左侧乳房无痛性包块 2 年。

在不知不觉中发现左侧乳房无痛性包块，乳腺 X 射线摄影提示乳腺囊肿包块、大小约 2cm×3cm，MRI、B 超、红外线等检查未见其他异常，诊断为"乳腺囊肿"。患者未行手术治疗，要求服中药治疗，遂就诊于我院。现症：左侧乳房无痛性包块，卵圆形，如樱桃大小，表面光滑，质地坚实，推之活动，边界清楚，皮色如常，无疼痛，舌红苔黄，脉弦数。

辨证：肝郁气滞，痰核阻络。

治法：疏肝理气，化痰散结通络。

处方：北柴胡 10g，白芍 15g，当归 10g，川芎 10g，延胡索 10g，川楝子 10g，玄参 10g，川贝母 10g（另包冲服），牡蛎 20g，黄药子 10g，海藻 10g，昆布 10g，乳香 10g，黄芪 15g，郁金 10g，佛手 10g，大枣 5 枚。

15 剂，水煎服，2 日 1 剂，每日 3 次。

上方服药 15 剂，症状好转。复诊加服 15 剂，患者痊愈。

按：乳房肿块多见于内分泌紊乱、冲任失调的中年女性，多与肝郁、痰瘀有关，常见肝郁痰凝、冲任失调两型。情志不畅，肝气郁结，血行阻滞，凝结于乳房；或肝郁脾虚，痰浊内阻，痰瘀互结，瘀滞成块；或肝肾阴虚，肝血不足,乳房经络闭阻不通,冲任失调,以致气滞痰凝,积聚乳房而发病,属于中医"乳癖""结核"范畴。《疡医大全·乳痞门主论》曰:"乳癖……多由思虑伤脾,恼怒伤肝,郁结而成也。"乳络闭阻是本病的主要病机,故化瘀散结通络法为本病的治疗大法。

(四) 颈部淋巴结结核

案: 右侧颈部及耳后淋巴结逐渐肿大,属于肝气郁结、痰核阻络,治以解疏肝郁、软坚散结,疗效佳。

罗某,女,23 岁,2014 年 7 月 24 日就诊。

主诉: 右侧颈部及耳后结节肿大 3 个月余。

患者右侧颈部及耳后皮肤散在数粒黄豆大小的结节,边界清楚,扪之质韧,表面无粘连,移动度良好,轻度压痛,皮色皮温正常,无破溃,尤其劳累后症状加重、休息后缓减。患者饮食二便可,睡眠正常,精神佳,舌红,苔薄白,脉弦滑。血常规示白细胞、中性粒细胞数偏低,淋巴细胞数偏高;结核菌素试验阴性。

辨证: 肝气郁结,痰核阻络。

治法: 解疏肝郁,软坚散结。

处方: 消瘰丸加减。

玄参 15g,川贝母 10g(另包研末),牡蛎 20g,昆布 15g,海藻 15g,当归 10g,川芎 10g,法半夏 10g,陈皮 10g,橘核 15g,夏枯草 15g,百部 15g,北柴胡 10g,黄芪 15g,海浮石 15g,大枣 3 枚。

7 剂,水煎服,2 日 1 剂,每日 3 次。

二诊: 2014 年 7 月 31 日。上述症状有所好转。前方加减。

处方：北柴胡 10g，白芍 10g，郁金 10g，佛手 10g，玄参 10g，川贝母 10g（另包研末），牡蛎 20g，法半夏 10g，陈皮 10g，茯苓 10g，橘核 10g，百部 10g，黄芪 15g，大枣 3 枚，枳壳 10g。

运用上方治疗，7 天 1 个疗程，服用半年，患者症状痊愈。

按：朱祝生认为，上述案例，病名不同而病机相同，均用消瘰丸加减治之，这正是辨证中"异病同治"之理。案一，血管瘤，为痰热凝结、气滞血瘀所致，与肝郁相关；案二，甲状腺结节，乃痰热互结、气滞血瘀，每与肝失疏泄相关；案三，乳房肿块，属于肝郁气滞、痰核阻络；案四，颈部淋巴结结核，是发生于颈部淋巴结的慢性感染性疾病，其小者为瘰，大者为疬，因其常结块成串，累累如串珠状，故名瘰疬。瘰疬多由于悲怒忧思，情志不畅，致肝郁化火，炼液为痰，痰火互结，结于颈项而成；或因肝肾阴精亏损，虚火内动，灼津为痰，痰火结聚于颈部筋脉，筋脉拘急而发。所以在治疗时解疏肝郁、软坚散结，选用消瘰丸加减，取得良好疗效。

几十年的临证中，应用消瘰丸加减，治疗动脉瘤、甲状腺结节、颈部肿瘤、乳房包块及其他肿瘤 20 余例，效果颇佳。消瘰丸由玄参、牡蛎、川贝母 3 味组成，其中玄参苦咸寒，有清热滋阴、解毒散结的作用；牡蛎咸微寒，有化痰软坚的作用；贝母辛苦微寒，有清热化痰散结的作用。总之，本方常用于治疗阴虚火旺、痰热凝结之瘰疬。

另外，临床上常加北柴胡、郁金、佛手疏肝解郁，加昆布、海藻、穿山甲、海蛤粉、海浮石软坚化痰散结,加当归、赤芍、桃仁、红花活血化瘀,加夏枯草、黄药子、蚤休、白花蛇舌草、龙胆清热解毒。

止嗽散治疗小儿咳嗽案

止嗽散组成:荆芥 8g,紫菀 8g,白前 8g,百部 8g,桔梗 8g,陈皮 8g,甘草 5g。

加减:风寒偏重者,加防风、杏仁、厚朴、浙贝母;咽痛、咽喉不利者,加蝉蜕、僵蚕;咳嗽频繁者,加金佛草、旋覆花、桑白皮;痰浊较甚者,加法半夏、茯苓、海浮石、鹅管石;肺热较盛者,加黄芩、栀子、芦根;夜间咳嗽者,加麦冬、沙参。药量根据患儿的年龄加减。每日 1 剂,水煎分 2~3 次口服。7 天为 1 个疗程。

案:咳嗽 3 天,属于风寒袭肺、肺气失宣,治以辛温宣肺、透邪止咳,疗效佳。

熊某,男,1 岁 6 个月,2014 年 4 月 24 日初诊。

主诉:咳嗽 3 天。

患儿遇冷后咳嗽 3 天,吸入冷空气后咳嗽加重,伴流清涕,喉中痰鸣,低热,口渴,纳差,大便硬。血常规示白细胞数增多,中性粒细胞数减少,其他未见明显异常。舌红,苔薄白,脉滑数。

证属:风寒袭肺,肺气失宣。

治法:辛温宣肺,透邪止咳。

处方:防风 8g,荆芥 8g,蝉蜕 8g,僵蚕 8g,苏叶 8g,杏仁 8g,紫菀 8g,款冬花 8g,前胡 8g,鹅管石 10g,浙贝母 8g,炙麻黄 8g,当归 5g,莱菔子 8g,桔梗 8g,甘草 5g。水煎服。

服 3 剂后,患儿症状好转;续服 2 剂,病愈。

按:朱祝生认为,肺为娇脏,主气,司呼吸,外合皮毛。小儿形气未充,肌肤柔弱,卫外功能较差,加之冷暖不知自调,不能及时适应外界气候的变化,易为外邪侵袭。肺先受之,宣降失常而致咳嗽。再者,小儿脾胃薄弱,易为乳食、生冷、积热所伤,导致脾失健运,水谷不能化生精微,酿成痰浊,上贮于肺,壅阻气道,使肺气不得宣畅,而致咳嗽。《温病条辨》曰:"治上焦如羽,非轻不举。"因此,小儿咳嗽的治疗宜选气味轻清之品,且需灵活变通。止嗽散出自程国彭的《医学心悟》,具有止咳化痰、疏风解表的功能。方中桔梗苦辛开肺,荆芥辛香解表,紫菀、百部润肺止咳,陈皮、白前化痰降气,甘草和中。该方主要用于外感咳嗽,表证较浅,邪气较轻,寒热不重者。盖"肺为娇脏,攻击之剂既不任受,而外主皮毛,最易受邪,不行表散则邪气留连而不解"(《医学心悟》)。《医学心悟》记载:"本方温润和平,不寒不热,既无攻击过当之虞,大有启门驱贼之势。是以客邪易散,肺气安宁。宜其投之有效欤。"此为治疗外感咳嗽的平稳之剂,对于风邪犯肺、咳嗽不止者,尤为适宜。

金匮肾气丸治疗锰中毒案

锰是一种灰白色硬脆有光泽的金属。锰的化合物广泛应用于冶金、制造等行业。从事与锰有职业接触的作业时,长期接触锰的烟尘所引起的以神经系统改变为主的疾病,称职业性锰中毒。不同分级的锰中毒患者,其临床表现多以乏力、头晕为常见症状,且伴随整个病程,故将锰中毒归属于中医"眩晕"范畴。

2016年1月至2018年9月在贵州省第三人民医院(职业病医院),参照《职业性慢性锰中毒诊断标准 GBZ3-2006》中的诊断及分级标准、《中药新药临床研究指导原则》中"眩晕"的辨证标准,选取证属气虚血瘀的住院及门诊患者43例,根据慢性锰中毒可能出现的临床症状及体征、血锰、尿锰、肌电图测试等进行辨证治疗,取得较好效果,为职业性慢性锰中毒中医药治疗积累了经验。

案一:反复头昏,胸闷咳嗽,上肢麻木,下肢乏力,属于肺脾气虚、肝郁气滞,治以补益肺脾、疏肝理气、活血解毒,疗效佳。

吴某,女,70岁,2015年6月27日初诊。

主诉:反复头昏,胸闷咳嗽2年余。

患者从事电焊、气焊焊工工作20余年,因反复头昏,胸闷咳嗽痰多呈白色,伴上肢麻木、下肢乏力而入住贵州省职业病防治院,入院查肌电图有异常,经职业中毒专家集体会诊,诊断为"职业性慢性轻度锰中毒",经治疗2年后,上述症状好转出院。以后上述症状反复发作并加重,再次经职业病医院诊断为"职业性慢性中度锰中毒",遂到朱祝生门诊求治。诊见:胸闷咳嗽痰多呈白色,眩晕,视物模糊,上肢麻木,全身乏力,两胁作痛,肩背疼痛,大便稀溏,饮食正常,小便可,睡眠差,精神可,舌淡胖,苔薄白,脉沉细弦。

辨证：肺脾气虚，肝郁气滞。

治法：补益肺脾，疏肝理气，活血解毒。

处方：补肺汤合柴胡疏肝散加减。

黄芪 30g，党参 30g，当归 15g，川芎 15g，北柴胡 10g，郁金 10g，鸡血藤 15g，赤芍 10g，桃仁 10g，红花 10g，延胡索 10g，川楝子 10g，佛手 10g，菟丝子 15g，淫羊藿 15g，甘草 6g。7 剂，2 日 1 剂，水煎服。

二诊：2015 年 8 月 20 日。服药月余，症状逐渐好转，两胁及肩背不再疼痛。前方加茯苓 10g、黄芩 15g。

三诊：2015 年 12 月 7 日。患者自感眩晕加重，四肢乏力，自汗。前方去黄芩，加防风 10g、钩藤 10g、浮小麦 15g、麻黄根 15g。

四诊：2016 年 1 月 15 日。服上方 7 剂，自汗止，现自感口干，视物模糊，舌胖大，苔薄白，脉细弱。继续补脾益气，疏肝理气，活血通络解毒，兼以养肝明目。前方去浮小麦、麻黄根，加青葙子 10g、枸杞 15g、菊花 10g。

五诊：2016 年 3 月 25 日。上症均减，继续服上方月余。神经系统检查：慢性病容，步态较稳，下肢轻微沉重感，反应正常。舌颤（+）、手颤（+），双上下肢静止性震颤。轮替动作试验欠灵敏，指 - 指试验（+），指 - 鼻试验欠准确，跟膝胫试验欠准确，四肢肌力 Ⅴ 级，双上下肢肌张力恒定性增高。继续服用上方。

案二：无明显诱因出现头昏、头痛伴烦躁、失眠，不自主跌倒在地，属于肺脾气虚、胸阳痹阻，治以补益肺脾、活血通络解毒，疗效佳。

于某，女，67 岁，2014 年 9 月 17 日初诊。

主诉: 头昏、头痛 15 余年。

患者 1971 年 11 月至 1986 年 10 月在贵州轻工机械厂从事电焊、气焊焊工工作,接触含锌、锰、铅成分较高的焊材及辅材,主要毒物为锰烟尘。患者于 15 年前无明显诱因出现头昏、头痛伴烦躁、失眠,不自主跌倒在地,就诊于贵阳医学院附属医院,入院查肌电图有异常,后在单位职工体检时发现血锰升高,遂就诊于贵州省职业病防治院,经职业中毒专家集体会诊,诊断为"职业性慢性轻度锰中毒",经治疗 2 年后,上述症状好转出院。10 年前,患者再次出现头昏、头痛加重,反应迟钝、记忆力减退明显;长期睡眠浅、失眠、入睡时间长伴烦躁不安,每晚睡眠时间约 4~5 小时,需长期服用舒乐安定片(艾司唑仑片)等助眠药。常感乏力,并出现握物不稳,不自主跌倒在地,偶感心悸、胸闷痛不适,无明显呼吸困难、盗汗及耳鸣,无恶心、呕吐及晕厥、视物模糊,时有味觉异常,多次在贵州省职业病防治院住院治疗,好转后出院。2010 年 10 月 14 日经贵州省疾病预防控制中心附属医院职业中毒专家组集体会诊,诊断为"职业性慢性中度锰中毒"。经治疗后,上述症状稍好转出院。后上述症状反复发作。病来精神、饮食、睡眠欠佳,大小便如常。体重无明显增减。于 2014 年 9 月 17 日来中医专家门诊求治。诊见:头昏、胸闷、咳嗽痰多呈白色,伴头痛、失眠,畏寒肢冷,气短乏力,纳差便溏,舌淡胖大,脉沉细而弱。患者 11 年前经贵州省人民医院诊断为"原发性高血压",最高时血压达 180/100mmHg;8 年前在贵阳市第一人民医院行胆囊切除术;2 年前因心慌、胸痛在贵州省人民医院诊断为"冠状动脉粥样硬化性心脏病",间断服用参松养心胶囊、阿托伐他汀钙片、波立维(硫酸氢氯吡格雷片)治疗,多次查血脂均高。

辨证:肺脾气虚,胸阳痹阻。

治法:补益肺脾,活血通络解毒。

处方:补肺汤加减。

黄芪 30g,党参 30g,当归 15g,川芎 15g,鸡血藤 15g,赤芍 10g,桃仁 10g,菟丝子 15g,地龙 10g,淫羊藿 15g,瓜蒌壳 10g,薤白 10g,白术 10g,枳壳 10g,甘草 6g。7 剂,2 日 1 剂,水煎服。

二诊:2014 年 12 月 21 日。患者坚持服上方 2 个月余,胸闷、咳嗽痰多、气短乏力、纳差便溏好转,但睡眠较差,头昏、头痛伴烦躁未减,舌淡胖大,脉沉细而弱。上方加酸枣仁 15g、柏子仁 15g、朱茯神 15g。7 剂,每剂药服 2 天,日服 3 次。

三诊:2015 年 2 月 7 日。睡眠及头昏好转,效不更方。

四诊:2015 年 4 月 25 日。患者头昏、头痛、失眠多梦、四肢乏力大有减轻。查体:BP 110/70mmHg,唇、指(趾)无发绀,颈软,气管居中,听诊双肺呼吸音清,未闻及干湿啰音。心率 58 次 /min,律齐,心音有力,各瓣膜听诊区未闻及病理性杂音。神经系统检查:慢性病容,步态稳定,反应较灵敏,情绪平定。舌颤(+)、手颤(+),双上下肢静止性震颤。轮替动作试验欠灵敏,指 - 指试验(+)、指 - 鼻试验欠准确,跟膝胫试验欠准确,四肢肌力 Ⅴ 级,双上下肢肌张力恒定性增高。继续服上方调理。

瓜蒌薤白汤治疗胸痹案

胸痹是以胸部闷痛,甚则胸痛彻背,气短,喘息不得卧为主症的一种疾病;轻者胸闷加重、呼吸欠佳,重者则有胸痛,严重者心痛彻背、背痛彻心。胸痹的临床表现最早见于《黄帝内经》。《灵枢·五邪》指出:"邪在心,则病心痛。"《素问·脏气法时论》亦说:"心病者,胸中痛,胁支满,胁下痛,膺背肩甲间痛,两臂内痛。"《灵枢·厥病》还说:"真心痛,手足清至节,心痛甚,旦发夕死,夕发旦死。"这种真心痛,就是胸痹重症。

案一:胸部闷痛 1 天。属于痰滞胸膈、胸阳不振、肺胃不调,治以调和肺胃、温振胸阳、温化痰湿,疗效佳。

陆某,女,62 岁,2014 年 7 月 3 日就诊。

主诉:胸部闷痛 1 天。

患者 2 年前确诊冠心病,心前区经常不适,偶有发作,服用硝酸甘油缓解。近来发作次数增多,胸痛,咳痰不多,纳少脘胀。现左胸闷痛,舌淡,苔白腻,脉缓弦滑。

辨证:痰滞胸膈,胸阳不振,肺胃不调。

治法:调和肺胃,温振胸阳,温化痰湿。

处方:瓜蒌壳 15g,薤白 15g,厚朴 10g,枳壳 10g,当归 10g,川芎 10g,丹参 15g,黄芪 15g,太子参 15g,麦冬 15g,黄芩 10g,栀子 10g,龙胆 15g,夏枯草 15g,茯苓 10g,虎杖 15g,甘草 6g。7 剂,每日 1 剂。

2014 年 7 月 21 日复诊,症状减轻,续服前方 7 剂,病情好转。

案二：反复胸痛 3 年多，属于痰滞胸膈、胸阳不振、肺胃不调，治以消痰化滞、宽胸理气、活血化瘀，疗效佳。

赵某，女，43 岁，2014 年 7 月 21 日就诊。

主诉：反复胸痛 3 年多。

患者反复胸痛 3 年多，每次自服消心痛（硝酸异山梨酯片）均缓解，但工作劳累后反复出现，自觉胸闷气促，心悸，憋闷，难以呼吸，腹胀，纳呆便溏，咳痰，睡眠差，精神差，舌正苔白腻，脉浮候缓、中候弦滑、沉候有力。

辨证：痰滞胸膈，胸阳不振，肺胃不调。

治法：消痰化滞，宽胸理气，活血化瘀。

处方：瓜蒌壳 10g，薤白 10g，白术 10g，朱茯神 15g，当归 10g，川芎 10g，黄芪 15g，党参 15g，法半夏 10g，厚朴 10g，陈皮 10g，枳壳 10g，丹参 10g，红花 10g，甘草 6g。7 剂，每日 1 剂。

2014 年 7 月 31 日复诊，患者症状减轻，续用前方 7 剂，病情好转。

案三：胸部闷痛 1 周。属于痰滞胸膈、瘀血阻络，治宜疏肝理气、活血化瘀、健脾化痰、通络止痛，疗效佳。

冯某，女，42 岁，于 2014 年 8 月 18 日就诊。

主诉：胸部闷痛 1 周。

患者自述胸闷重而心痛轻，气喘严重，感觉气促，呼吸困难，尤其劳累生气时加重，胸痛彻背，气短，喘息不得卧，饮食、二便正常，眠差，精神可，舌紫暗有瘀斑，苔薄白，脉弦涩。

辨证：痰滞胸膈，瘀血阻络。

治法：疏肝理气，活血化瘀，健脾化痰，通络止痛。

处方: 瓜蒌壳 10g,薤白 10g,白术 10g,枳壳 10g,黄芪 15g,当归 10g,川芎 10g,丹参 15g,党参 15g,北柴胡 10g,白芍 10g,佛手 10g,郁金 10g,苏子 10g,葶苈子 10g,白芥子 10g,茯苓 15g,法半夏 10g,陈皮 10g,甘草 6g。7 剂,每日 1 剂。

2014 年 8 月 28 日复诊,症状减轻,续服前方 7 剂,病情好转。

案四:无明显诱因出现胸痛 2 年余,属痰滞胸膈、瘀血阻络,治以宽胸理气、益气活血,疗效佳。

张某,女,63 岁,2016 年 6 月初诊。

主诉:胸痛 2 年余。

患者有冠心病病史,外院治疗后缓解,后胸痛偶发,每次发作时服药控制,均得到控制。患者心前区经常不适,疼痛加重时牵拉肩背部。血常规示白细胞减少。胸闷、胸痛,无咳嗽、咳痰,气喘,头晕、恶心、呕吐,饮食、二便可,睡眠正常,精神佳,苔白,脉沉弦。

辨证:痰滞胸膈,瘀血阻络。

治法:宽胸理气,益气活血。

处方:瓜蒌壳 6g,薤白 10g,白术 10g,红花 10g,丹参 10g,红景天 10g,当归 10g,川芎 10g,玄参 10g,麦冬 10g,黄芪 10g,党参 10g,茯神 10g,甘松 10g,枳壳 10g,五味子 10g,甘草 6g。6 剂,水煎服,每剂服 1 日,日服 3 次。

二诊:时感胸痛,舌红苔白,脉沉细。拟继服前方。

三诊:近日觉全身瘙痒,夜间尤甚,苔白,脉沉细。拟祛风养血止痒。前方去玄参、麦冬、黄芪、党参、茯神、甘松,加生地黄 10g、赤芍 10g、牡丹皮 10g、防风 10g、僵蚕 10g、刺蒺藜 10g、白鲜皮 10g、太子参 10g、茯苓 10g、地龙 10g,以凉血祛风止痒。

四诊:全身瘙痒缓解,近来觉右胁痛、口苦。前方加黄芩 10g、栀子 10g、连翘 10g、延胡索 10g、川楝子 10g、郁金 10g。继服 5 剂,以清虚热、理气宽胸止痛。

案五:胸闷、偶尔觉胸痛,属于痰滞胸膈,治以宽胸理气安神,疗效佳。

李某,女,47 岁,2014 年 7 月就诊。

主诉:胸闷、偶尔觉胸痛 3 年。

患者胸闷、偶尔觉胸痛,胸痛症状不明显,每次发作时间短,均能自己好转,未做详细治疗,眠差、易醒,饮食、二便正常,精神佳,舌边有齿痕、苔厚,脉沉细。

辨证:痰滞胸膈。

治法:宽胸理气安神。

处方:瓜蒌壳 10g,薤白 10g,白术 10g,枳壳 10g,当归 10g,川芎 10g,丹参 15g,红花 10g,党参 15g,黄芪 15g,茯苓 10g,酸枣仁 15g,柏子仁 15g,益智仁 15g,山药 15g,红景天 10g,甘草 6g。服药半月,胸闷、眠差大减。

按:在中医理论中,胸痹心痛是指由于胸阳不振、正气亏虚,以及痰浊、瘀血、气滞、寒凝而引起心脉痹阻不畅,临床以膻中或左胸部发作性憋闷、疼痛为主要表现的一种病症。轻者偶发短暂轻微的胸部沉闷或隐痛,或为发作性膻中或左胸含糊不清的不适感;重者疼痛剧烈,或呈压榨样绞痛。常伴心悸,气短,呼吸不畅,甚至喘促,惊恐不安,面色苍白,冷汗自出等。多因劳累、饱餐、寒冷及情绪激动而诱发,亦可无明显诱因或安静时发病。治疗以通阳散结、温振胸阳、降气涤痰、活血化瘀为主,选用瓜蒌薤白汤随证加减,临床灵活应用,可取得满意疗效。

五子衍宗丸治疗不孕案

案一:月经后期,经期腹痛、喜温喜按,经量少、色暗有瘀块,神疲乏力,四肢不温,为备孕调理身体,属于肝郁、肾阳虚,治以疏肝益气温肾,疗效佳。

兰某,女,34 岁,2017 年 11 月 18 日初诊。

主诉:月经后期,经期腹痛、喜温喜按,经量少、色暗有瘀块 3 个月,目前备孕。

患者月经后期,经期腹痛、喜温喜按,经量少、色暗有瘀块,神疲乏力,四肢不温。患者妇科 B 超检查正常,血常规可,饮食、二便可,睡眠可,精神佳,舌淡胖、苔白,脉沉细。准备生第二胎,查孕酮水平偏低,雌二醇水平偏低,为备孕调理身体。

辨证:肝郁、肾阳虚。

治法:疏肝益气温肾。

处方:北柴胡 10g,郁金 10g,白芍 10g,佛手 10g,熟地黄 15g,山茱萸 10g,茯苓 10g,牡丹皮 10g,怀山药 15g,当归 10g,川芎 10g,何首乌 15g,黄精 15g,枸杞 10g,覆盆子 10g,菟丝子 15g,韭子 15g,车前子 10g,淫羊藿 10g,仙茅 10g,巴戟天 10g,黄芪 15g,枳壳 10g,陈皮 10g,茜草 10g,肉桂 10g,吴茱萸 10g,益母草 10g,甘草 6g。10 剂,水煎服,每剂药服 2 日,日服 3 次。

二诊：12 月 25 日。月经推后 2 日，腹痛乏力减轻，脉沉而有力。效不更方，10 剂，服法同前。

2 个月后随访，已怀孕。

案二：月经后期，经期腹痛、腰痛，经量少、色暗有块，夫妻生活正常，未避孕，3 年未能生育，属于肝郁气滞、脾肾阳虚，治以疏肝解郁、益气健脾温肾，疗效佳。

陈某，女，36 岁，2017 年 10 月 14 日初诊。

主诉：月经后期，经期腹痛、腰痛，经量少、色暗有块 3 年。

患者月经后期，经期腹痛，腰痛，经量少、色暗有块，夫妻生活正常，未避孕，3 年未能生育。妇科 B 超检查正常，血常规可。其丈夫检查无异常。患者自感纳少，食后脘胀，便溏，舌淡胖，苔白，脉沉细弦。雌二醇水平偏低，促卵泡激素水平偏低。

辨证：肝郁气滞，脾肾阳虚。

治法：疏肝解郁，益气健脾温肾。

处方：北柴胡 10g，郁金 10g，白芍 10g，佛手 10g，熟地黄 15g，山茱萸 10g，茯苓 10g，牡丹皮 10g，怀山药 15g，黄芪 20g，党参 15g，白术 10g，扁豆 10g，枳壳 10g，陈皮 10g，当归 10g，川芎 10g，枸杞 10g，覆盆子 10g，菟丝子 15g，韭子 15g，车前子 10g，淫羊藿 10g，茜草 10g，益母草 10g，甘草 6g。10 剂，水煎服，每剂药服 2 日，日服 3 次。

二诊：11 月 21 日。经量有增，经期腹痛、腰痛减轻，纳谷有增，食后脘胀有减，大便已有成形。效不更方，再服 10 剂。

2018年2月6日由家人报喜,其已怀孕。

金白软坚汤临床运用经验

金白软坚汤是朱祝生经验方,用于临床治疗慢性活动性肝炎和肝硬化代偿期患者。为了进一步研究金白软坚汤的临床疗效和作用机制,朱祝生对45例慢性肝炎和肝硬化患者开展了临床研究。现将典型病案和经验总结报告如下。

案一:江某,男,43岁。患者于2001年前自觉上腹胀痛、胸闷、食欲不振,症状逐渐加重,于当地医院查体诊断为肝硬化,经治疗3个月无明显改变。此间又辗转就诊于几家医院,效果均不理想。且自我感觉症状加重,遂于2002年2月4日前来治疗。就诊时,面色萎黄,少气懒言,精神抑郁,胁肋胀痛,肝脾肿大,腹部胀满,大便稀、食油腻后加重,舌淡苔白,脉弦细。查肝功能示ALT 185U/L,A/G=1/1.2;HBsAg(+),HBcAb(+),HBeAb(+);B超检查示肝内回声增粗,肝脾肿大,诊断为早期肝硬化。采用金白软坚汤加减治疗1个月后,病情好转,2个月后肝功能各项指标恢复正常。巩固治疗1个月,未见复发。

案二:李某,男,43岁。患者于2000年2月出现面色萎黄,四肢乏力,肝区疼痛,少气懒言,伴有下肢浮肿,曾因乙型肝炎先后4次在某省立医院住院治疗,缓解后出院。2002年12月初第5次复发,服中药效果不佳而转入石家庄黄河中医院治疗。当时查肝功能异常,B超提示肝硬化腹水。患者下肢浮肿,腹膨隆,纳差,小便短少,大便正常,面色苍白,四肢欠温,舌淡苔白,舌有瘀点,脉沉细。入院检查:肝功能示 ALT 180.3U/L,AST 60.8U/L,蛋白比值倒置;B 超示肝大,回声不均匀,腹腔内大量液性暗区;腹腔穿刺为淡黄色胶水。辨证:病变日久,肝脾衰弱,气化不利,水饮内停,伤及脉络,则生瘀血。方用金白软坚汤加田基黄、茵陈、三棱、党参、白术、茯苓等治疗。25 天后,患者下肢浮肿减轻,尿量逐渐增多,面色稍显红润,肝区疼痛减轻。治疗 1 个疗程后,浮肿基本消退。查肝功能示 ALT 40U/L,AST 35.1U/L。第 2 个疗程结束后,患者自觉症状消失,下肢浮肿消退,面色红润,无肝区疼痛,肝功能正常,B 超提示无异常。后带药回家,巩固治疗。

金白软坚汤对于慢性病毒性肝炎和肝炎后肝硬化代偿期患者,能有效地降低显著升高的血清 ALT 水平,提高血清 ALB 含量及 A/G 比值,说明金白软坚汤有改善肝功能作用。金白软坚汤能不同程度改善血清肝纤维化 3 项指标,说明金白软坚汤有明显的抗肝纤维化作用。

1. **中医对肝纤维化的认识**　在中医古籍记载中,并无肝纤维化之名,但根据其临床表现,可归属"黄疸""胁痛""癥积""臌胀"等范畴,其中癥积、臌胀与肝纤维化的关系最为密切,相关症状的描述早有记载。肝纤维化实为肝内瘀血,微循环障碍,供应肝细胞的氧及营养物质减少,进而代谢失调,最终导致肝功能的异常。从肝纤维化的病因病机分析,大多属于疫毒内侵、肝胆湿热、饮食不节、嗜酒过度,致使木乘土位,肝脾不调,邪阻肝经,气滞血瘀。概括而言,不外乎肝郁脾虚,气滞血瘀。应该指出,由于肝纤维化过程在肝炎早期即已启动,慢性肝炎在未出现典型血瘀证之前不同阶段,已有不同程度的肝细胞损伤及肝细胞周围纤维组织增生,直接或间接引起肝内微循环障碍,与中医"湿热""气滞""水停""虚"皆可致瘀的病机相吻合,故多数医家认为血瘀是肝纤维化的基本病机。另外,肝脾有着不可分割的联系,正如《素问·宝命全形论》所说"土得木而达"。《血证论》也说:"木之性主于疏泄,食气入胃,全赖肝木之气以疏泄之,而水谷乃化;设肝之清阳不升,则不能疏泄水谷,渗泄中满之证在所不免。"实际上,肝纤维化的形成过程中,均有脾虚的病机,其特点为本虚而标实,虚实互兼,虚以脾胃虚弱为本,实以气滞血瘀为标。故肝纤维化的治疗多以疏肝活血、软坚消癥、健脾益气为要旨。

2. **金白软坚汤治疗肝纤维化的组方和作用机制** 金白软坚汤以金丝桃清热解毒,消癥、活血、镇痛;白马骨疏肝祛风,解毒清热,软坚散结,除湿退黄;鳖甲柔肝消癥;丹参、桃仁、赤芍行瘀散结;黄芪、白术益气健脾;当归养血活血,川芎行气止痛,柴胡疏肝理气。全方阴阳兼顾,气血并调,兼有软坚散结之功。诸药配合以祛瘀软坚、补血柔肝、益气健脾。现代中药药理研究进一步证实,金丝桃主要成分金丝桃素、伪金丝桃素具有抗抑郁、抗肿瘤、抗病毒及抗菌等作用;白马骨为茜草科植物白马骨的根,近年来,国内外学者利用此细胞株筛选抗乙肝病毒药物,表明白马骨根水提取物对 HBsAg、HBeAg 表达有抑制作用,另外对恢复肝功能有明显作用;丹参活血祛瘀,兼有养血、凉血作用,临床和实验观察表明其有软缩肝脾,改善微循环、恢复肝功能、抑制肝纤维化和影响免疫功能的作用。黄芪健脾益气,据临床与实验观察,具有兴奋中枢神经系统,保护肝脏,防止肝糖原减少,诱生干扰素等功能。鳖甲软坚散结,临床与实验表明,也有软缩肝脾,抑制结缔组织增生和提高血浆蛋白水平的作用。当归养血活血,有保护肝细胞,防止肝糖原减少,降血脂,改善肝内血液循环,以及镇静、镇痛、消炎、抑菌等作用。赤芍活血散瘀、清热凉血,现代研究表明其能抗炎,降低门静脉高压,降低血清胆红素水平,抑制血小板聚集,抗菌抗病毒。桃仁破血行瘀,现代研究表明其抗肝纤维化的作用较广泛,对多种类型胶原基质成分的降解均有显效。白术健脾益气、燥湿利水,现代研究表明其能促进胃肠分泌与缓和胃肠的蠕动,增强利尿、排钠、排氯,增加白蛋白的合成,以及保护肝细胞与防止肝糖原减少等。柴胡疏肝解郁、升举阳气,现代研究表明其可使动物由四氯化碳引起的肝损伤,呈现的肝细胞肿胀变性、脂肪变性、坏死等均明显减轻,并可促进糖原及核糖核酸合成,可降低异常升高的转氨酶水平。综上所述,本方抗肝纤维化的机制可能有以下两方面:①保护肝细胞,减轻肝细胞变性坏死及肝脏免疫损伤,消除肝纤维化诱发因素;②影响合成胶原酶细胞,提高胶原酶活性和产量,促进胶原纤维的降解。

疏肝扶正解毒汤治疗乙型肝炎案

乙型肝炎(简称乙肝)由感染乙型肝炎病毒(HBV)

引起,多呈慢性,与肝硬化、肝癌关系密切。根据临床表现,可将慢性乙型肝炎归属于中医的"胁痛""阴黄""积聚""虚劳"等范畴。本病病机颇为复杂,多由正气不足,湿热疫毒外侵,肝胆脾胃郁滞,湿热熏蒸肝胆而发病。急性阶段损害的脏腑主要是脾、胃、肝、胆,慢性阶段损害的脏腑主要是肝、脾、肾。

疏肝扶正解毒汤基本药物组成:北柴胡 10g,白芍 15g,郁金 10g,香附 10g,党参 15g,黄芪 15g,灵芝 15g,蚂蚁 15g,当归 10g,茯苓 10g,白术 10g,怀山药 15g,白马骨 15g,金丝桃 15g,虎杖 15g,茵陈 15g,田基黄 15g,板蓝根 15g,甘草 6g。

案一:纳呆,腹胀,乏力,右胁部疼痛 3 年,属脾(阴)虚肝热,治以疏肝清热、益气健脾,疗效佳。

冉某,女,52 岁,于 2016 年 8 月 8 日初诊。

主诉:纳呆,腹胀,乏力,右胁部疼痛 3 年。

患者 26 年前发现乙肝(大三阳),曾服中药调理 3 年,自感无不适后停药,后来曾断续服用过中药。今年因出现纳少、腹胀来诊。症见:纳呆,腹胀,乏力,右胁部疼痛。B 超显示肝脏质地不均匀。入睡难,便溏、1 天 1 次,无胸闷、恶心、呕吐,否认高血压病史,心电图未见明显异常,头颅 CT 未见明显异常,胸片未见明显异常,血常规未见明显异常。小便正常,月经正常,舌质红,苔薄黄,脉细。

辨证:脾虚肝热。

治法:疏肝清热,益气健脾。

处方:疏肝扶正解毒汤加减。

北柴胡 10g，白芍 15g，郁金 10g，香附 10g，党参 15g，黄芪 15g，灵芝 15g，蚂蚁 15g，当归 10g，茯苓 10g，生地黄 15g，白术 10g，怀山药 15g，白马骨 15g，金丝桃 15g，虎杖 15g，茵陈 15g，田基黄 15g，板蓝根 15g，甘草 6g，玄参 15g，麦冬 15g，百合 30g，延胡索 10g，川楝子 10g。5 剂，水煎服，每剂服 1 日，日服 3 次。

二诊：8 月 29 日。服上方 20 剂，效佳，诸症减轻，时有情绪低落，嗳气，纳少，眠可，二便正常，舌质淡红，苔白，脉细。治以健脾养肝，于原方去生地黄、百合，加酸枣仁 15g、合欢皮 15g。

三诊：9 月 19 日。前方疗效佳，再服 20 剂。

坚持服药 3 个月，查为乙肝病毒携带者，仍坚持疏肝健脾、益气解毒方调理。

按：朱祝生推崇《金匮要略》所言"夫肝之病，补用酸，助用焦苦，益用甘味之药调之"，认为治疗乙型肝炎，采用"疏肝"之法，可起到改善肝功能、保护肝细胞、减轻肝纤维化程度等作用，进而病情可得到一定缓解。由此可知，在治疗肝病的时候采用疏肝、养肝的治疗原则，对治疗肝系疾病具有积极作用。本案中，党参、黄芪、白术、山药健脾实脾，北柴胡、白芍、郁金、川楝子疏肝行气解郁，牡丹皮、虎杖、茵陈清肝化瘀。

案二：纳差，口干苦，双目干涩 2 周，属于肝郁脾虚夹瘀，治以健脾益气、养肝祛瘀，疗效佳。

杨某，男，47 岁，2016 年 10 月 13 日初诊。

主诉：纳差，口干苦，双目干涩 2 周。

患者 2000 年体检时发现乙肝（大三阳）。患者自幼发现肝脾大,未予在意,无明显自觉症状。2016年10月出现纳差、便溏,去医院检查诊为乙肝(大三阳),症见:纳差,口干苦,双目干涩,脾气急躁,便溏,小便正常,无胸闷、恶心、呕吐,否认高血压病史,心电图、头颅CT、胸片、血常规均未见明显异常,舌质淡胖,苔黄厚,舌底瘀络,脉沉滞。因工作原因,未戒酒。

辨证:肝郁脾虚夹瘀。

治法:健脾益气,养肝祛瘀。

处方:疏肝扶正解毒汤加减。

北柴胡10g,白芍15g,郁金10g,香附10g,党参15g,黄芪15g,灵芝15g,蚂蚁15g,当归10g,茯苓10g,白术10g,怀山药15g,白马骨15g,金丝桃15g,虎杖15g,茵陈15g,田基黄15g,板蓝根15g,玄参15g,麦冬15g,百合30g,延胡索10g,川楝子10g,枸杞子15g,牡丹皮10g,赤芍12g,白茅根30g,枳椇子15g,葛根15g,石斛15g,甘草6g。

患者服药3个月,效佳,查肝功能正常,为乙肝病毒携带者,并嘱其戒酒。方中党参、山药健脾实脾;当归、枸杞子、石斛养肝柔肝;郁金解肝郁;牡丹皮、赤芍清肝化瘀;枳椇子、葛根解肝之酒毒所伤;白茅根为祛邪之引药。后续以健脾益气、养肝祛瘀浊之法治之。

案三:乙肝14年,腹部闷痛,时轻时重,脾气急躁,时有口干1个月,属肝郁脾虚夹瘀、肝内结毒,治以健脾益气、养肝祛瘀、涤浊散结,疗效佳。

张某,男,52岁,于2016年2月19日初诊。

主诉:腹部闷痛,时轻时重,脾气急躁,时有口干1

个月。

患者有乙肝病史 14 年,一直服用抗病毒药物治疗,平时嗜酒。3 年前在贵州某医院体检发现肝占位,行肝右叶肿瘤切除术,病理检查为肝癌,术后服用增强免疫力药物配合中药治疗,无明显不适;半年前体检又发现肝占位,行射频手术。现症:肝区闷痛,时轻时重,脾气急躁,时有口干,纳可,大便干、1 天 1 次,小便正常,舌质淡暗,苔白腻,舌下瘀络,脉沉弦。糖尿病 10 年以上,近 3 年开始注射胰岛素;银屑病 10 年。

辨证:肝郁脾虚夹瘀,肝内结毒。

治法:健脾益气,养肝祛瘀,涤浊散结。

处方:疏肝扶正解毒汤加减。

北柴胡 10g,白芍 15g,郁金 10g,香附 10g,党参 15g,黄芪 15g,灵芝 15g,蚂蚁 15g,当归 10g,茯苓 10g,白术 10g,怀山药 15g,白马骨 15g,金丝桃 15g,虎杖 15g,茵陈 15g,田基黄 15g,板蓝根 15g,甘草 6g,苇茎 30g,冬瓜子 30g,生薏苡仁 30g,桃仁 10g,大黄 6g(后下),藤梨根 30g,蜈蚣粉 1g(吞服),生地黄 30g。大黄可排出体内之瘀浊,为多年临床经验,实乃通过大便排出体内积滞,同时活血以散结。藤梨根为治疗消化系统肿瘤的经验用药;蜈蚣粉搜剔经脉之余毒;恐攻邪伤正,故加生地黄养肝血以扶正。

二诊:4 月 27 日。患者服上方后,症状有所改善,仍肝区偶痛。上方去蜈蚣粉,生白芍加量至 30g,加壁虎 6g、三七粉 3g(吞服)。意在用壁虎配合藤梨根加强解毒以控制肿瘤,白芍配合生地黄养肝柔肝,三七粉活血散瘀结。

按: 朱祝生认为,本病属中医学"胁痛""阴黄""积聚"等范畴,病位在肝,与毒邪湿气有关。《黄帝内经》指出胁痛的病变脏腑责之于肝胆,揭示了胁痛之发生与寒、热、瘀、情志因素有关,并在病机演变过程中突出了气滞和血瘀。《素问·评热病论》也指出"邪之所凑,其气必虚"。邪毒入侵,正气受损,湿邪困脾,脾胃失运,是湿浊内生的关键。病变常由气及血,由实转虚,多为脾胃累及肝胆。病毒性肝炎在急性阶段以湿热最多见,病理特点以邪实为主;在慢性阶段多湿热未尽,深伏于血分,病理有虚有实,多虚实并见。《素问·刺法论》说:"正气存内,邪不可干。"所以在辨证治疗慢性乙型肝炎时,朱祝生认为扶正与祛邪同等重要。该病基本病理过程是正虚邪实,正虚是气血阴阳不足,邪实是湿毒之邪贯穿疾病的始终,用药要扶正与祛邪并举,标本同治,故自创"疏肝扶正解毒汤",获得肯定疗效。

疏肝扶正解毒汤方解:

北柴胡: 苦辛,微寒,归肝、胆经;疏肝解郁,升举阳气;尚能增强机体体液免疫和细胞免疫功能,有抗菌抗病毒等作用。

白芍: 苦酸,微寒;养血柔肝,缓急止痛,敛阴收汗;在体内和体外均能促进巨噬细胞的吞噬功能,具有保肝和解毒、抗诱变与抗肿瘤作用。

郁金: 辛苦,凉,归心、肺、肝经;行气解郁,凉血破瘀;临床治疗传染性肝炎。

黄芪: 归肺、脾经;补气固表,托毒排脓;增强机体免疫功能,保肝,利尿,抗衰老,抗应激,降压。

香附：辛、微苦、微甘，平，归肝、脾、三焦经；疏肝解郁，理气宽中，调经止痛；主治肝郁气滞胁痛、腹痛。

灵芝：甘，平，归心、肝、脾经；具有抗炎、抗肿瘤、保肝及免疫调节作用。

蚂蚁：咸、酸，平，归肝、肾经；补肾益精，通经活络，解毒消肿。药理作用：①镇静、镇痛；②抗炎；③双向调节免疫；④促进内分泌；⑤提高耐力，延缓衰老；⑥保肝。

白马骨：甘、辛，温，归肝、心、脾经；主要功效在于祛风、利湿、清热、解毒等方面。《浙江民间常用草药》：平肝，利湿，健脾，止泻，可补血；活血；调经止痛；润燥滑肠。

金丝桃：苦，寒；清热解毒的效果很好，具有疏肝的作用；能够对肝功能进行调理，提高人体解毒和消化的能力。

虎杖：微苦，微寒，归肝、胆、肺经；可祛风利湿，散瘀定痛；具有抗菌、抗病毒、镇咳、平喘作用。

茵陈：辛、苦，微寒，归胃、胆、脾、肝经；清湿热，疏肝利疸、退黄。

党参：甘，平，归脾、肺经；质润气和，健脾补肺，益气养血生津；对神经系统有兴奋作用，能增强机体抵抗力。

白术：苦、甘，温，归脾、胃经；补气健脾，燥湿利水，止汗，安胎。白术根茎含挥发油，油中主要成分为苍术酮、苍术醇、白术内酯等，对肝硬化腹水、原发性肝癌、白细胞减少症等有一定疗效。现代研究认为，白术有强壮、利尿、保肝的作用，用于肾性水肿、肝性水肿、慢性肝炎、肝硬化腹水，均有明显疗效。

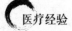
茯苓：甘、淡、平，归心、肺、脾、肾经；利水渗湿，健脾宁心；具有调节免疫功能、抗衰老、抗病原微生物、镇静、抗肿瘤、利尿作用。

田基黄：甘、微苦、微寒，归肝、脾经；清热解毒，利湿退黄，消肿散瘀；用于湿热黄疸，肠痈，目赤肿痛，热毒疮肿；近有用于急慢性肝炎、早期肝硬化、肝区疼痛。

当归：甘、辛、温；具有保肝利胆作用，可使胆汁中固体物质质量及胆酸排出量增加，能保护细胞 ATP 酶、葡糖 -6- 磷酸酶、5- 核苷酸酶的活性，提示对保护肝细胞和恢复肝脏某些功能有一定作用。

山药：甘、平，归脾、肺、肾经；补脾养胃，生津益肺，补肾涩精。

板蓝根：苦，寒，归肝、胃经；清热解毒，凉血利咽；可防治急慢性肝炎。

疏肝调经汤治疗月经不调案

疏肝调经汤为朱祝生临床经验方，运用该方及加减方治疗月经不调取得了较好疗效。

月经不调是常见的妇科疾病，指月经周期、经期、经量、经质的异常，即月经过多、过少、经期延长、经间期出血、先期、后期、先后无定期等的统称。《妇科玉尺》言："经贵乎如期，若来时或前或后，或多或少，或月二三至，或数月一至，皆为不调。"我院中医门诊 2013 年 1 月到 2014 年 12 月共收治月经不调患者 90 例，进行调肝疏肝治疗，取得较好疗效。90 例患者，年龄在 16~45 岁，平均年龄 31 岁;小于 20 岁的 4 例,20~29 的 36 例,30~39 岁的 36 例,40 岁以上的 14 例;病程最短 3 个月,最长 10 年。经 B 超排除妇科器质性病变的入选。

疏肝调经汤组方及加减:

基本方:北柴胡 10g,白芍 10g,郁金 10g,佛手 10g,熟地黄 15g,当归 10g,川芎 10g,茜草 10g,红花 10g,黄芪 15g,党参 10g,月季花 10g,甘草 6g。

加减:肾阳虚者,加覆盆子、菟丝子、肉桂;肾阴虚者,加女贞子、黄精;痛经明显者,加乌药、延胡索、川楝子;宫寒者,加艾叶、小茴香;腰酸明显者,加桑寄生、杜仲、续断;内热者,加黄芩、栀子。

于月经来之前 1 周服药,每日 1 剂,连续治疗 2 个月经周期。服用本药期间,停服一切其他甾体类激素,并禁服辛燥生冷之品。

疗效观察:痊愈(月经周期、经量、经期恢复正常,其他症状消失)63 例;有效(月经周期、经期、经量及伴随症状较治疗前减轻)21 例;无效(月经周期、经期、经量及伴随症状无明显改善)6 例。

典型案例如下:

案一:月经常常推后,属肝郁气结、气滞血瘀,治以疏肝调经、活血化瘀,疗效佳。

石某,女,24 岁,2013 年 4 月 22 日初诊。

主诉:1 年多来,月经常常推后。

患者自去年初开始出现每次月经错后 10~20 天左右,且经期延长,时有 10 天左右,量多,胸胁胀痛,小腹凉痛,有黑色血块,平素感心烦,易生闷气,时有两胁肋胀痛,月经前胀痛明显,伴双乳胀痛,白带正常,无口苦、口干,四肢经常感冰凉,余无不适。舌红,苔薄白,脉弦滑。精神、饮食可,睡眠一般,大便正常,小便可。

辨证:肝郁气结,气滞血瘀。

治法:疏肝调经,活血化瘀。

处方:北柴胡 10g,白芍 10g,郁金 10g,佛手 10g,熟地黄 10g,当归 10g,川芎 10g,黄芪 15g,党参 15g,炒荆芥 10g,艾叶炭 10g,仙鹤草 10g,藕节炭 10g,生地炭 10g,甘草 6g。每日 1 剂,分早、中、晚 3 次温服。

二诊:2013 年 4 月 25 日。患者小腹凉痛,仍有黑色血块,舌红苔薄白,脉弦滑。治以疏肝调经,活血化瘀。

处方:熟地黄 15g,当归 10g,川芎 10g,白芍 10g,黄芪 20g,党参 15g,蒲黄炭 15g,延胡索 10g,藕节炭 15g,生地炭 15g,血余炭 15g,川楝子 10g,红花 10g,艾叶 15g,益母草 10g,甘草 6g。每日 1 剂,分早、中、晚 3 次温服。首次服用本方于每次月经来潮前 1 周开始服药,煎服法同前。

经过 2 个月经周期调理,胸胁无胀痛,月经血块逐渐减少,量已不多,月经来潮 5 天干净,小腹微痛,余无其他不适感。

案二:**经期乳房胀痛、小腹胀痛多年,属肝郁气结、气滞血瘀,治以疏肝调经、活血化瘀,疗效佳。**

文某,女,21 岁,2014 年 3 月 27 日初诊。

主诉:经期乳房胀痛、小腹胀痛多年。

患者近几年来无明显诱因出现经前及经前乳房胀痛,不能触按,小腹亦胀痛,月经按时来潮,月经色黑有小块、量多,痛经,经前正常,精神偏差,感神疲乏力,睡眠欠佳,纳食不香,大小便正常,白带正常,舌红,苔薄白,脉弦数。

辨证:肝郁气结,气滞血瘀。

治法:疏肝调经,活血化瘀。

处方:北柴胡 10g,白芍 10g,郁金 10g,香附 10g,熟地黄 15g,当归 10g,川芎 10g,桃仁 10g,红花 10g,虻虫 6g,土鳖虫 6g,地龙 6g,茜草 10g,黄芪 15g,三棱 10g,益母草 10g,甘草 6g。每日 1 剂,分早、中、晚 3 次温服。

二诊:2014 年 4 月 3 日。患者症状好转,治以疏肝调经,活血化瘀。

处方:北柴胡 10g,白芍 10g,郁金 10g,佛手 10g,熟地黄 15g,当归 10g,川芎 10g,桃仁 10g,红花 10g,虻虫 6g,土鳖虫 6g,地龙 10g,茜草 10g,三棱 10g,莪术 10g,黄芪 15g,益母草 10g,甘草 6g。每日 1 剂,分早、中、晚 3 次温服。

三诊:2014 年 4 月 28 日。患者月经来潮 2 日,胸胁、两乳房已不胀痛,月经量正常、有小血块,舌红苔薄白,脉弦数。治以疏肝调经,活血化瘀。

处方:北柴胡 10g,白芍 10g,郁金 10g,佛手 10g,熟地黄 10g,当归 10g,川芎 10g,茜草 10g,红花 10g,法半夏 10g,陈皮 10g,茯苓 10g,覆盆子 15g,菟丝子 15g,韭子 10g,枸杞 10g,何首乌 10g,枳壳 10g,甘草 6g。每日 1 剂,分早、中、晚 3 次温服。

服药 2 个周期后,月经正常。

按:朱祝生推崇"女子以血为本""女子以肝为先

天"。"女子以肝为先天"体现在肝藏血而主疏泄。精血同源，肾虚则肝木失养，可致肝有郁积，反之肝郁可损及肾，此子母相关也。另外，情绪变化首先引起肝失疏泄，气机失调，进而导致冲任二脉失调，造成月经不调。朱祝生强调治疗本病以"疏肝调气"为首要。

疏肝调经汤方解：

北柴胡，性微寒，味苦，归肝、胆经，具有疏散退热、升阳疏肝之效，常用于肝郁气滞、肝郁血虚、脾失健运、气虚脱肛之证。白芍苦酸，微寒，入肝经，具有养血敛阴、柔肝止痛、平肝阳之功，常用于月经不调、经行腹痛、崩漏，肝气不和所致的胁痛、腹痛，以及手足拘挛疼痛等。郁金性凉，味辛苦，归心、肺、肝经，具有行气解郁、凉血破瘀之效，常治胸腹胁肋诸痛。佛手性温，味辛苦，归肝、脾、胃、肺经，具有疏肝理气、和胃止痛之功，用于肝胃气滞所致的胸胁胀痛、胃脘痞满、食少呕吐。熟地黄，味甘，微温，归肝、肾经；滋阴补血，益精填髓；用于肝肾阴虚，腰膝酸软，月经不调，骨蒸潮热。当归，味甘、辛，归肝、心、脾经；补血和血，调经止痛，润燥滑肠；用于血虚，面色萎黄，眩晕心悸，或兼有瘀滞的月经不调、经闭、痛经，以及虚寒性腹痛。川芎，性温，味辛，归肝、心包、胆经；活血行气，祛风止痛；用于月经不调，经闭痛经，癥瘕腹痛，胸胁刺痛。茜草，性味苦寒，归肝、心、肾、脾、胃、心包经；凉血止血，活血化瘀；用于崩漏，经闭，产后瘀阻腹痛。红花，性温，味辛，有活血通经、散瘀止痛的功效，常用于经闭、痛经、恶露不行。黄芪，味甘，微温，归肺、脾经；补气升阳，益气固表，利水消肿，托毒生肌；党参，甘，平，归脾、肺经；

补中益气,生津养血;用于中气不足,食少便溏,咳喘气短,津伤口渴,血虚萎黄,心悸头晕。月季花,性温,味甘,归肝经;活血调经,消肿解毒;治月经不调,经来腹痛,跌打损伤,血瘀肿痛,痈疽肿毒。甘草,甘,平,归心、肺、脾、胃经;补脾益气,清热解毒,祛痰止咳,缓急止痛,调和诸药。

鸡冠花白果止带汤治疗脾虚兼湿热带下病案

带下病以妇人白带异常为特点,常并发月经不调、闭经、不孕等,是妇科领域仅次于月经病的常见病。带下病常反复发作或治不得法而缠绵难愈,而脾虚兼湿热下注又是其中较为复杂之证型,许多患者因此严重影响了生活和工作。它的治疗一直是妇科医师感到棘手的难题。采用朱祝生临床经验方"鸡冠花白果止带汤"治疗脾虚兼湿热带下证,取得了满意效果。

鸡冠花白果止带汤:鸡冠花20g,白果20g(打碎),狼牙草20g,茵陈15g,黄芪20g,黄柏15g,党参15g,白术10g,茯苓15g,枳壳10g,陈皮10g,甘草6g。将上方加水煎煮3次,一日剂量分3次服用。7天为1个疗程,疗程结束3天后复查,进行疗效评判。

典型病案如下:

案:白带异常2个月余,属肝郁气滞、湿热内蕴,治以健脾疏肝、清热利湿,疗效佳。

刘某,女,30岁,家住贵阳市三桥马王庙,2018年4

月 7 日初诊。

主诉:白带异常 2 个月余。

患者无明显诱因近 2 个月来出现带下量多、色黄、质黏腻,时感胸闷、两胁胀痛,心烦,易生气,阴部偶有瘙痒,月经正常,精神可,饮食可,睡眠可,小便色黄、量少,大便正常,舌红,苔黄腻,脉弦数。

辨证:肝郁气滞,湿热内蕴。

治法:健脾疏肝,清热利湿。

处方:鸡冠花白果止带汤加减。

鸡冠花 15g,狼牙草 15g,白果 15g(打碎),北柴胡 10g,白芍 10g,郁金 10g,佛手 10g,香橼 10g,延胡索 10g,川楝子 10g,黄芪 15g,党参 15g,白术 10g,茵陈 15g,黄柏 15g,当归 10g,川芎 10g,红花 10g,甘草 6g。

6 剂,水煎服,日 1 剂,3 次 /d,用药 7 天为 1 个疗程。

上方加减服用 3 个疗程,患者痊愈。

按:带下之症,主要由于湿邪影响任、带,以致带脉失约、任脉不固所致。《傅青主女科》云:"夫带下俱是湿症,而以带名者,因带脉不能约束,而有此病,故以名之。"导致带下的主要病机为脾虚不运,湿浊下注,肝郁气滞,湿蕴化热。正如傅青主所说:"故病带者……况加以脾气之虚,肝气之郁,湿气之侵,热气之逼,安得不成带下之病哉!"因此,治疗带下,以益气健脾、清热解毒、渗湿化浊为主。

鸡冠花白果止带汤是朱祝生根据多年临床经验自拟而成,所治之带下,乃因脾失健运、湿热下注、损伤任带所致,故方中重用鸡冠花、狼牙草,收敛止带,止血杀虫,配伍白果收涩止带,助鸡冠花、狼牙草止带、杀虫,三药共为君药;茵陈、黄柏清热解毒,燥湿止带,为臣;党参、黄芪、白术、茯苓补气健脾利水,枳壳、陈皮理气健脾燥湿,共为佐药;甘草益气补中、清热解毒,作使药之用。全方集收敛止带、燥湿利水、补气健脾、杀虫诸法于一方,益气健脾不留邪,燥湿解毒不伤正,脾气健则湿浊自消,热毒清则带自止,共奏益气健脾、清热解毒、祛湿止带杀虫之功,诚为治疗带下病之良方。

加减五金汤治疗肾结石案

案一:尿频、尿急、尿痛1周,属下焦湿热、内结沙石,治以清热利湿、通淋排石,疗效佳。

蒋某,女,31岁,家住贵阳市头桥,2017年9月18日初诊。

主诉:尿频、尿急、尿痛1周。

患者1周前无明显诱因出现小便短涩,尿频,约1小时或几十分钟1次,有时几分钟欲解,尿急,不及时如厕可致尿裤,伴尿痛,少腹拘急、绞痛、疼痛难忍,小便色黄,无尿血,腰部无明显疼痛,无恶寒、发热、寒战等,大便正常,精神尚可,饮食可,睡眠可,月经基本正常,无痛经,月经量少,舌红,苔黄腻,脉弦数。

辨证:下焦湿热,内结沙石。

治法:清热利湿,通淋排石。

处方:金钱草30g,鸡内金10g(另包),金铃子10g,川郁金10g,海金沙15g(另包),玉米须15g,枳壳10g,车

前草 10g,萹蓄 15g,滑石 30g(包煎),当归 10g,淡竹叶
10g,木通 10g,防己 10g,车前子 15g,茯苓皮 15g,墨旱莲
10g,女贞子 10g,黄芪 15g,石韦 15g,泽泻 10g,甘草 6g。
6 剂,水煎服,日 1 剂,3 次 /d。

连服 7 剂后,病愈。

**案二:反复尿频、尿急、尿痛年余,属下焦湿热、结石
阻络,治以清热利湿、利尿止痛,疗效佳。**

罗某,女,47 岁,家住贵阳市金阳新区,2018 年 5 月
7 日初诊。

主诉:反复尿频、尿急、尿痛年余。

患者既往有"肾结石"病史,反复出现尿频、尿急、
尿痛,小便偶有带血,时有腰痛、呈胀痛,曾就诊于西医医
院,行泌尿系 B 超检查,提示肾结石,并给予排石药物治
疗,并嘱多饮水,经治疗后病情稍有好转。但上症常反复
发作,出现尿频、尿急、尿痛,伴小腹疼痛。精神可,饮食
可,睡眠正常,大便正常,既往月经正常、目前处于紊乱
期,白带正常,舌红苔黄,脉沉细。

辨证:下焦湿热,结石阻络。

治法:清热利湿,利尿止痛。

处方:生地黄 10g,牡丹皮 10g,金钱草 10g,车前草
10g,茵陈 10g,黄柏 10g,鸡内金 10g(另包),海金沙 10g
(另包),滑石 10g,枳壳 10g,石韦 10g,墨旱莲 10g,黄芪
15g,金铃子 10g,川郁金 10g,玉米须 15g,白茅根 15g,甘
草 6g。6 剂,水煎服,每剂药服 1 日,日服 3 次。

二诊:患者诉小便痛好转,仍尿频尿急,余无改变。
继予前方。

三诊：患者诉无尿痛、尿急，腰痛好转。

按：肾结石的主要症状即尿中时常夹杂砂石，小便涩痛；或排尿时突然中断；或腰痛剧烈沿小腹向会阴方向放散；或尿道窘迫疼痛，尿中带血。肾气不充，气化不利，是形成结石的主要内在因素，而结石形成后，气血瘀滞逐渐转为矛盾的主要方面。结石内阻，久留不去，必然导致气血阻滞，膀胱气化不宣而愈甚的病理机制，所以气机郁滞是肾结石的主要病理机制。因此，治疗肾结石要两者兼顾，既要行气利尿、排石通淋，又要打通经络，祛瘀热、通阻滞。朱祝生自拟加减五金汤治疗肾结石。处方：金钱草30g，海金沙15g，鸡内金10g，金铃子10g，川郁金10g，玉米须15g，枳壳10g。朱祝生认为，通调气血可以加强祛石或化石作用。加减五金汤具有活血化瘀、扩张血管的作用，直接作用于病灶处，扩张了肾动脉，使得进入肾小球的血流量增加，尿液增多，有利于将结石向下冲刷到膀胱。同时，能改善痉挛的输尿管，缓解疼痛，若尿路结石加石韦12g，猫须草12g。肾结石患者，在绞痛发作之时，湿热蕴结之象表现最为突出。此时，因湿热瘀结，结石阻塞，影响血脉运行，肾与膀胱化气功能低下，欲排便又不能排，气机因之郁滞，升不得升，降不得降，络道梗阻不通，故发生绞痛症状。这种绞痛的发作，是邪正相争的客观反映，也是体内结石移动的征兆，因此，及时因势利导，采用清热利湿、行气活血、通淋化石药物治疗，解决邪正相持的情况，恢复机体有效化气功能，常能起到使结石由"静"变"动"，获得加速排石的效果，可加用延胡索、生甘草。

宣肺消疹汤治疗荨麻疹案

荨麻疹是皮肤科的常见病、多发病,西医一般采用抗组胺类药物及激素治疗,但一些患者不能耐受其产生的嗜睡等副作用。朱祝生以宣肺消疹、祛风止痒为基本治法,自拟宣肺消疹汤治疗荨麻疹患者,取得满意疗效。

案一:颜面及肢体风疹块 7 天余,属风邪入侵、肺气失宣,治以宣肺消疹、祛风止痒,疗效佳。

刘某,女,14 岁,家住贵阳市花果园,2004 年 4 月 10 日就诊。

主诉:颜面及肢体风疹块 7 天余。

患者 7 天前因汗出着风,致颜面及四肢出现风疹块,痒甚,曾用扑尔敏(马来酸氯苯那敏)、赛庚啶、地塞米松等治疗,效果不佳。上述症状反复发作,时轻时重。查体:颜面、四肢红色风疹块,大小不等,抓之更多,无定处,呈团块状,精神好,饮食佳,睡眠欠佳,大便正常,小便黄。舌淡红,苔薄黄,脉数。就诊于西医医院行各种检查,未见异常。西医诊断:急性荨麻疹。

辨证:风邪入侵,肺气失宣(瘾疹)。

治法:宣肺消疹,祛风止痒。

处方:宣肺消疹汤加味。

生石膏 20g,炙麻黄 10g,牛蒡子 10g,蝉蜕 10g,杏仁 15g,荆芥 10g,白鲜皮 10g,炙甘草 6g,桔梗 6g,连翘 10g,牡丹皮 10g。7 剂,水煎服,日 1 剂。

二诊:2004 年 4 月 17 日。患者全身红斑和风团已减 85%，瘙痒已明显减轻。

予上方续进 7 剂后，症状全部消失。为巩固疗效，又调理 3 剂痊愈。

2005 年 12 月 10 日随访无复发。

案二：反复全身皮肤斑丘疹 3 个月余，加重半年，属于郁热蕴阻肌肤，治以清宣肺热、祛风止痒，疗效佳。

李某，女，23 岁，家住贵州省水城县，2005 年 9 月 12 日就诊。

主诉：反复全身皮肤斑丘疹 3 个月余，加重半年。

患者 3 年前无明显诱因出现皮肤瘙痒，并见风团样大小不一红色斑块，发无定处，皮疹时起时落，愈抓愈痒，诊断为荨麻疹。曾多次求医，内服各种抗组胺药物（如扑尔敏、盐酸西替利嗪等），疗效不佳。近半年来，皮疹消退缓慢，恶风，自汗，小便黄，大便秘结，精神可，饮食可，睡眠正常。舌质红，苔黄微腻，脉细数。西医诊断：慢性荨麻疹。

辨证：郁热蕴阻肌肤。

治法：清宣肺热，祛风止痒。

处方：生石膏 20g，炙麻黄 10g，牛蒡子 10g，蝉蜕 10g，杏仁 15g，荆芥 10g，白鲜皮 10g，炙甘草 6g，桔梗 6g，赤芍 10g，连翘 10g，牡丹皮 10g。水煎服，日 1 剂。并嘱饮食忌辛辣、鱼虾等。共服 7 剂，皮肤瘙痒减轻，疹块范围渐缩小，恶风畏寒消失。守前方继服 7 剂，大部分风团消失。再服 7 剂，症状基本消失。随访半年，未见复发。

按：中医学认为，荨麻疹属于"风疹块""瘾疹"等范畴，主要是风邪挟热、寒、湿邪阻于肌肤之间所致，究其病机为肺卫不固,腠理疏松,风邪客于肌肤,郁于肌表所致。目前,临床一般采用抗组胺类药物及激素治疗,但不良反应较多。朱祝生根据"肺主身之皮毛""肺之合皮毛,其荣毛也""风邪上受,首先犯肺""皮病治肺"等理论,认为肺朝百脉,皮毛乃一身之表,是人体抵御外邪的屏障,且皮毛这些功能的发挥需要靠肺不断输送精微物质以营养之,而风邪侵袭首先犯肺,同时客于皮毛,此时皮肤就会出现病变,如风团,同时肺脏也会受累。比较解剖学认为,人类胚胎时期,原始组织包括外胚层、内胚层及中胚层,皮肤与肺均从外胚层发育而来。故两者在生理上、病理上都有密切联系,而在治疗上,许多皮肤病可通过治肺而收效。

宣肺消疹汤药物组成:炙麻黄 10g,生石膏 20g,牛蒡子 10g,蝉蜕 10g,杏仁 15g,荆芥 10g,白鲜皮 10g,炙甘草 6g,桔梗 6g。水煎,早晚分服,3 周为 1 个疗程。

加减法:风甚,加防风、薄荷、桑叶,以疏风解表;热甚,加金银花、连翘、赤芍、牡丹皮,以清热凉血;湿甚,加苦参、泽泻、白术,以健脾祛湿;气虚,加黄芪补气;血热,加生地黄、当归、赤芍;血虚,加熟地黄、当归、白芍。

治疗期间,忌食鱼腥海味及辛辣之品,避风保暖。

宣肺消疹汤中,生石膏清宣肺热;炙麻黄发肺邪;杏仁降肺气;白鲜皮清热燥湿,祛风止痒;蝉蜕、荆芥祛风止痒,宣散透疹;牛蒡子宣散风热,解毒透疹;桔梗开宣肺气;甘草调和诸药。诸药配伍,使肺郁得解,风邪得除,里热得泄,营卫和调,则瘙痒顽症自除。

现代药理研究证实,案二处方中:蝉蜕有免疫抑制、抗过敏、镇静、解热抗炎，减少血管通透性的作用；赤芍、甘草有改善微循环、抗Ⅰ型变态反应作用；生石膏能抑制肌肉的兴奋性，起镇静、镇痉作用，又能降低血管通透性；白鲜皮含有白鲜碱、白鲜皮内酯等，对多种皮肤真菌有不同程度的抑制作用；麻黄能抑制组胺的释放，具有抗过敏、消炎等作用；桔梗具有抗炎、抗过敏的作用；荆芥具有抗炎、抗病毒的作用；牛蒡子对多种致病性真菌有不同程度的抑制作用，还有抗病毒作用。

另外，"宣肺消疹汤'治肺疗皮'的实验研究"显示，宣肺消疹汤能抑制过敏性大鼠血中组胺、免疫球蛋白E（IgE）的释放，同时具有缓解呼吸道平滑肌痉挛的作用，故对荨麻疹的治疗起到较满意的效果。

补体化痰汤的临床应用

补体化痰汤是朱祝生自创治疗慢性阻塞性肺疾病（COPD）肺脾肾虚证的临床经验方。朱祝生应用该方治疗 COPD 辨证为"肺脾肾虚证"的患者 85 例，其中男性 62 例，女性 23 例；年龄 37~83 岁，平均 64.8 岁，37~45 岁 5 例，46~55 岁 12 例，56~65 岁 21 例，66~75 岁 32 例，75 岁以上 15 例，病程 6~40 年。临床应用结果：控制 12 例，占 14.1%；显效 32 例，占 37.6%；好转 31 例，占 36.5%；无效 10 例，占 11.8%。总有效率 88.2%。

案一：反复咳嗽、咳痰伴喘息 30 余年，属于肺脾肾气虚、痰瘀互结，治以补益肺脾肾、清热化痰止咳，疗效佳。

邵某，女，63 岁，退休工人。

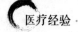

主诉: 反复咳嗽、咳痰伴喘息 30 余年。

患者 30 年前无明显诱因出现咳嗽、咳痰,喘息较明显,曾就诊于多家医院,诊断为支气管哮喘。每年发作几次,每遇冬季复发加重,曾于 2009 年 6 月就诊,服用补体化痰汤加减,效果不显。朱祝生嘱其 8 月继续就诊。就诊时见咳喘较重,动则气喘、难以平卧,咳吐白色泡沫痰,痰量较多,时感胸闷、心悸、形寒肢冷,尤以下肢冷甚,纳差乏力,舌淡苔白,脉细弱无力。精神差,饮食差,睡眠差,小便清长,时有大便稀。既往有"支气管哮喘"30 余年;吸烟 40 余年,每天 1 包多。

辨证: 肺脾肾气虚,痰瘀互结。

治法: 补益肺脾肾,清热化痰止咳。

处方: 拟在补体化痰汤加蛤蚧基础上,加用自制中药敷贴穴位外敷。

黄芪 15g,太子参 15g,肉桂 10g,当归 10g,丹参 15g,苏子 10g,莱菔子 10g,葶苈子 10g,十大功劳叶 10g,蛤蚧 10g。30 剂,水煎服,日 1 剂。

1 个疗程后,症状明显好转。

案二:反复喘息咳嗽、咳痰 20 余年,劳力性气促伴心悸 10 年,属于肺脾肾气虚、痰瘀互结,治以温补脾肾、补肺化痰,疗效佳。

周某,男,76 岁,退休工人。

主诉: 反复喘息咳嗽、咳痰 20 余年,劳力性气促伴心悸 10 年。

患者 20 年前无明显诱因出现喘息、咳嗽、咳痰,咳白色泡沫痰,经医院检查等,诊断为支气管哮喘,以后几乎每遇冬季天气变化发作,需平喘、抗感染治疗后方可缓解。2009 年 7 月因复发加重 5 天前来就诊。诊见:咳嗽,咳声低沉,咳多量白色黏液痰,咳吐不利,夜间不能平卧,面色较暗,胸闷、动则气促,形体消瘦,腰酸背痛,唇甲发绀,纳食差,自汗,睡眠差,小便清长,大便基本正常,舌暗胖大、苔白腻,脉虚细而滑。

辨证:肺脾肾气虚,痰瘀互结。

治法:温补脾肾,补肺化痰。

处方:补体化痰汤加蛤蚧。

黄芪 15g,太子参 15g,肉桂 10g,当归 10g,丹参 15g,苏子 10g,莱菔子 10g,葶苈子 10g,十大功劳叶 10g,蛤蚧 10g。

在服药时间上,要求从头伏天开始服药,连服二伏、三伏,共服药 30 余剂。上述症状明显减轻。

至 2010 年 1—2 月,患者复诊,自述咳喘明显较往年减轻,偶有感冒,咳喘有轻微发作。

案三:反复咳喘 20 余年,属于肺脾肾气虚、痰瘀互结,治以补肺健脾益肾、祛痰活血化瘀,疗效佳。

雷某,68 岁,退休职工,从贵州紫云县到贵阳就诊。

主诉:反复咳喘 20 余年。

患者 20 年来,咳喘反复发作,咳多量白色黏液痰,伴胸闷、阵发性心悸,唇甲发绀,纳食差,自汗,小便清长,舌暗胖大,苔白腻,脉虚细而滑。经省级医院诊为慢性支气管炎、肺心病。

辨证:肺脾肾气虚,痰瘀互结。

治法:补肺健脾益肾,祛痰活血化瘀。

处方:补体化痰汤加蛤蚧。

黄芪 15g,太子参 15g,肉桂 10g,当归 10g,丹参 15g,苏子 10g,莱菔子 10g,葶苈子 10g,十大功劳叶 10g,蛤蚧 10g。30 剂,水煎服,日 1 剂。

1 个疗程(30 剂)后,症状明显好转。

按:"五脏六腑皆令人咳,非独肺也。"(《素问·咳论》)肺为气之主,诸气上逆于肺则呛而咳,是咳嗽不止于肺,而亦不离乎肺也。朱祝生认为,本病的发生无论外感或内伤所致,均与肺的功能失调密切相关,均是由于肺气不清,失于宣肃,或肺气虚弱,不能朝百脉,气化不利,或脾虚生痰,痰湿阻滞于肺所致,故而对本病的临床辨证,要在辨别虚实的基础上注意宣发肺气。

补体化痰汤是针对慢性阻塞性肺疾病"肺脾肾气虚"的病机,在温补肺脾肾气虚的同时,合理配伍涤痰化瘀之品,配伍而成。补体化痰汤中重用黄芪,为君药;太子参与黄芪同归肺脾经,与黄芪配伍,共奏健脾补肺之功;肉桂补火助阳温肾;十大功劳叶可滋阴清热;当归、丹参活血化瘀,苏子、莱菔子、葶苈子降气化痰,泻肺平喘,使痰饮得去,喘息自平。

防风僵蚕辛夷汤治疗鼻炎案

案一:反复鼻塞、流浊鼻涕 2 年余,属于肺脾阴虚,治以祛风清热、润肺健脾养阴,疗效佳。

杨某,男,46 岁,家住贵阳市云岩区,2019 年 6 月 24

日初诊。

主诉: 反复鼻塞、流浊鼻涕2年余。

患者诉2年来无明显诱因出现鼻塞,流浊涕,时觉鼻干,易打喷嚏、出血,时轻时重,予多种药物治疗,症状均无明显缓解,上述症状反复发作,感冒后觉头晕,记忆力差。行鼻咽镜检查,提示鼻中隔偏曲,鼻甲轻度水肿、肥大。精神、饮食可,睡眠可,大小便正常。舌质红,苔白,脉细弦。

辨证: 肺脾阴虚。

治法: 祛风清热,润肺健脾养阴。

处方: 防风10g,荆芥10g,蝉蜕10g,僵蚕10g,沙参15g,麦冬10g,天冬10g,百合10g,黄芪15g,太子参15g,当归10g,辛夷10g(包煎),苍耳子10g,鹅不食草6g,藁本10g,白芷10g,蔓荆子10g,川芎10g,通草10g,枳壳10g,陈皮10g,黄芩15g,甘草6g。

6剂,日1剂,水煎服,日服3次。并嘱少食生冷、刺激辛辣食物。

二诊: 2019年6月30日。患者鼻塞,流浊涕,时觉鼻干,易打喷嚏、出血,头晕,记忆力差等症状有所减轻。舌淡红,苔薄白,脉细弦。前方再服6剂。

三诊: 2019年7月10日。患者鼻塞、时打喷嚏、鼻干症状基本缓解,未诉鼻出血、头晕等不适。舌淡红,苔薄白,脉细弦。前方去黄芩,继续服用5剂。

四诊: 2019年8月16日。患者服用上方后,无不适,症状基本缓解。医院五官科检查示鼻甲基本恢复正常。

按：患者鼻炎已有 2 年，鼻塞，流浊涕，时觉鼻干，易打喷嚏、出血，感冒后觉头晕，记忆力差，为肺脾阴虚、鼻窍不通有热，上扰清明所致；舌质红，苔白，乃阴虚有内热之象。治以防风僵蚕辛夷汤加减，祛风清热，润肺健脾养阴。

案二：反复鼻塞、时打喷嚏、流涕 6 年余，属于鼻炎肺热，治以祛风通窍清热，疗效佳。

刘某，男，18 岁，家住贵阳市花果园，2019 年 7 月 25 日初诊。

主诉：反复鼻塞、时打喷嚏、流涕 6 年余。

患者诉 6 年多来每遇冷空气即出现鼻塞、时打喷嚏、流涕，冬天更甚，时觉头晕、头痛，曾诊于多家医院耳鼻喉科，诊断为鼻炎，治疗效果欠佳（具体药物不详）。上述症状反复发作，每到冬天发作更明显，精神饮食可，睡眠尚可，二便调，舌大、质红，苔白，脉细。

辨证：肺热（鼻炎）。

治法：祛风通窍清热。

处方：防风 10g，荆芥 10g，僵蚕 10g，白芷 10g，藁本 10g，川芎 10g，辛夷 10g（包煎），鹅不食草 6g，苍耳子 10g，当归 10g，黄芪 15g，金银花 10g，连翘 10g，薄荷 10g，枳壳 10g，陈皮 10g，桔梗 6g，甘草 6g。

5 剂，日 1 剂，水煎服，日服 3 次。并嘱少食生冷、刺激辛辣食物。

二诊：2019 年 7 月 30 日。患者鼻塞、时打喷嚏、流涕，时觉头晕、头痛等症状有所减轻。舌大、质红，苔白，脉细。前方再服 6 剂。

三诊:2019 年 8 月 10 日。患者鼻塞、时打喷嚏、流涕,时觉头晕等症状基本缓解。舌红苔白,脉细。

按: 朱祝生提出,鼻炎的中医治疗原则为祛风、宣肺通窍,滋阴益气,清利头目,并结合外治之法,方可使病症痊愈。选方用药特点:①祛风为重。由于反复遭受风寒、风热侵袭,肺开窍于鼻,肺经郁热,清肃失常,气道不清,鼻窍失利,津液壅滞,日久化为浊涕,滋流如渊而成病。本病多由风邪内侵,故朱祝生常用防风、僵蚕、蝉蜕等祛风,辅以清热之药。②宣肺通窍、清热为先。朱祝生认为,肺开窍于鼻,鼻主天气,肠胃无痰火积热,则平常上升之气皆为清气,若辛热膏粱太过,火邪炎上,孔窍壅塞则为鼻渊。肺司降,喜清而恶浊,受浊气熏蒸郁结而为痰涕。故临床上,朱祝生善用清肺宣肺经之药,如黄芩、石膏、知母等以清肺经之热,用防风、僵蚕、蝉蜕、辛夷、白芷、鹅不食草等以宣肺通鼻窍。③补益肺气,滋阴润肺。历代医家认为,本病内因以肺、脾、肝、肾虚损为主,外因多以风寒侵袭或异气、异味刺激而诱发。中医治疗本病,在辨证的基础上,三因治宜,灵活地以内治法治其本,恢复脏腑功能,以外治法调理气血或直达病所。临床上,朱祝生善用黄芪、北沙参、麦冬等药补益肺气、养肺阴,以提高患者抗病能力,防止风邪内侵。肺开窍于鼻,肺气宣通则鼻窍利。

朱祝生根据以上认识,以祛风补肺清热、宣通鼻窍立法,合方治疗,选用防风僵蚕辛夷汤,随证加减。防风僵蚕辛夷汤:白芷 10g,白芍 10g,藁本 10g,荆芥 10g,防风 10g,辛夷 10g,鹅不食草 10g,苍耳子 10g,蝉蜕 10g,僵蚕

10g。鼻塞流浊涕,有热者,加黄芩 10g、芦根 10g;肺气虚者,加黄芪、北沙参、麦冬等。并根据鼻炎不同的症状,进行辨证论治。

朱祝生根据多年临床经验,认为西医鼻炎、鼻窦炎多因素体表虚、卫外不固、复感风邪、入里化热、阴寒凝结鼻窍、肺失宣降所致。其关键在于肺气虚弱,易受外邪,如反复感受风热,以至于风热恋肺,上扰鼻窍,则鼻塞不通,或脾胃素虚,气不宣通,气血运行不畅,复感风寒,使气血凝滞,则鼻塞不通。脾胃素虚,水湿偏盛,复感风寒,水湿得寒而凝,湿浊结聚鼻窍,则产生鼻塞流涕,形成鼻炎。因此,中医在临床上多以扶正祛邪,宣肺通窍,祛风清热为主。朱祝生临床善用防风僵蚕辛夷汤,针对不同的患者及不同的临床表现进行加减,辨证论治;善用祛风宣肺、补肺益气、清热通窍之法,每获较好疗效。

虎杖临证运用经验

(一)祛湿清肝降脂

虎杖清肝祛湿,朱祝生在临床实践中,用以治疗肝热脾湿型高脂血症患者。

案:体检发现血脂偏高,属脾虚痰湿肝热,治以健脾祛湿清肝,疗效佳。

吴某,男,30 岁,公务员。

主诉:体检发现血脂偏高月余。

患者 1 个月前体检发现甘油三酯 7.9mmol/L，低密度脂蛋白、胆固醇水平均偏高，平素喜食肥甘厚腻之品，体型肥胖，自诉常感头昏、面热、乏力、嗜睡、遇事急躁，心烦易怒，睡眠欠佳，梦多。精神疲乏，饮食好，大便正常，小便尚可，舌红，苔薄黄而腻，脉滑数。

辨证：脾虚痰湿肝热。

治法：健脾祛湿清肝。

处方：虎杖 30g，金丝桃 15g，田基黄 15g，川楝子 10g，香附 10g，苍术 10g，甘草 6g。嘱其注意饮食调养，先服水煎剂、后服丸剂。

2 个月后，复查血脂示甘油三酯 2.1mmol/L，明显下降，自觉症状大有改善。令其定期复查，继续调治。

(二) 利胆祛湿，解毒退黄

感染疫毒，肝胆湿热，气机受阻，疏泄失常，胆汁外溢而致黄疸。虎杖具有清热利湿、通腑解毒之功，朱祝生常以此治疗因湿热疫毒引起的黄疸，效果甚佳。

案：目黄、身黄、小便黄半年，属于疫毒侵袭、肝胆湿热，治以清热解毒、利湿退黄，疗效佳。

黄某，女，35 岁，公司职员，2009 年 11 月初诊。

主诉：目黄、身黄、小便黄半年。

患者自述半年前因出差返家不几日现目黄、身黄、小便黄，伴食欲不振，厌油，感右胁肋下隐痛，精神疲乏，遂就诊于当地医院并住院，经检查诊断为急性病毒性乙型肝炎，予药物治疗(具体不详)后症状缓解，目黄、身黄、小便黄有所减轻。出院后，患者自感半年以来症状时好时坏,现仍目黄、小便黄,纳差乏力,肝区隐痛,舌体瘦,舌质红,苔黄腻,脉细弦数。肝功能提示 ALT 243U/L,DBIL 32.4μmol/L,TBIL 53.1μmol/L,肝炎标志物示小三阳。

辨证:疫毒侵袭,肝胆湿热。

治法:清热解毒,利湿退黄。

处方:虎杖 30g,茵陈 15g,田基黄 15g,白马骨 15g,大黄 10g,车前草 15g,栀子 15g,甘草 6g。水煎服。

服药半月后,黄疸明显减轻,继以此方服用,黄疸消失,胃纳尚可。嘱其定期复查,继续调治。

(三) 清热通胆止痛

虎杖具有清热利胆止痛的功效,朱祝生在临床中,用于治疗胆囊炎而见胁痛、口干、目赤、胸闷纳呆、恶心呕吐、小便赤黄、苔黄腻、脉弦数者。虎杖用量要大,达到 30~50g,起到泻下通便的作用。

案:反复右上腹疼痛 2 年,加重半月,属于热盛蕴胆,治以清热通胆止痛,疗效佳。

刘某,女,40 岁,经商,2009 年 9 月初诊。

主诉:反复右上腹疼痛 2 年,加重半月。

患者自诉 2 年前无明显诱因出现右上腹疼痛,呈闷胀痛,进食油腻食物或煎炸食物后疼痛明显。上述症状反复发作,时轻时重,曾就诊于某医院行 B 超检查,提示肝右叶胆管内可见 1.7cm×1.5cm 结石回声,胆囊壁增厚 0.5cm,肝内胆管结石,慢性胆囊炎。结论:胆囊炎并多发结石。予消炎利胆片等治疗后,上症缓解,但反复发作。半月前因进食不当,出现上症再发加重,伴口苦,纳差,恶心、腹胀等症状,无黄疸。舌红,苔黄稍腻,脉弦数。精神差,饮食尚可,二便正常。

辨证:热盛蕴胆。

治法:清热通胆止痛。

处方:虎杖 40g,茵陈 15g,田基黄 15g,香附 10g,郁金 10g,柴胡 10g,白芍 10g,川楝子 10g,延胡索 10g,鸡内金粉 10g,甘草 6g。每日 1 剂,水煎服。14 天为 1 个疗程。

3 个疗程后,症状消失。B 超检查示结石已溶化排出,嘱继续服药,注意饮食,防止复发。

(四) 疏肝益气,活血化瘀

对于较重的肝胆疾病患者,如肝硬化,其病机为肝郁血瘀,气虚脾弱,表现出肝大或脾大,胁痛不移,脘闷胀痛,消瘦乏力,面色晦暗,转氨酶水平升高等。虎杖具有疏肝化瘀的功效,可用虎杖为君灵活加减,对于肝硬化患者,能有效降低转氨酶水平。

案:反复右上腹疼痛 8 个月,属于肝郁血瘀、气虚脾弱,治以疏肝益气、活血化瘀,疗效佳。

王某,男,43 岁,2009 年 11 月 4 日初诊。

主诉:反复右上腹疼痛 8 个月。

患者于 2009 年 3 月上旬无明显诱因自觉上腹胀痛、胸闷、食欲不振,症状逐渐加重,于当地医院检查诊断为肝硬化,经治疗 7 个月无明显改变。其间又辗转就诊于几家医院,效果均不理想,且自我感觉症状加重,经人介绍于 2009 年 11 月 4 日来诊。诊见:面色萎黄,少气懒言,精神抑郁,腹部胀满,大便稀,食油腻后加重,肝脾肿大,舌淡苔白,脉弦细。查肝功能示血清谷丙转氨酶341.9mmol/L。HBsAg(+),HBcAb(+),HBeAb(+)。B超检查示肝内回声增粗,肝脾肿大。舌淡红,苔薄白,脉细弱。精神差,饮食差,睡眠差,小便尚可。

辨证:肝郁血瘀,气虚脾弱。

治法:疏肝益气,活血化瘀。

方用:虎杖50g,板蓝根15g,金丝桃15g,黄芪15g,夏枯草20g,白马骨15g,丹参15g,陈皮10g,柴胡10g,白芍10g,川楝子10g,乳香10g,没药10g,甘草6g。每日1剂,水煎服。

2个月后复查,血清谷丙转氨酶降至32.8mmol/L,自觉症状大有减轻。巩固治疗1个月,血清谷丙转氨酶正常。

按:朱祝生认为,虎杖作为天然中药,在中药分类学上多作为利湿退黄药、活血祛瘀药或清热解毒药,来源广泛,价格低廉,含有多种活性成分。中医认为,虎杖性微寒,味微苦,归肝、胆、肺经,具有祛风利湿、散瘀定痛、止咳化痰功效。现代药理研究表明,虎杖含有蒽醌及蒽醌苷、茋类及黄酮类化合物,具有降血脂、抗脂质过氧化作用。虎杖降脂作用的机制,目前认为可能是:①通过增加肠蠕动、加速胆固醇的排泄,减少外源性脂质吸收;②抑制内源性脂质的合成。虎杖的乙酸乙酯提取物对炎症有不同程度的抑制作用。另外,许多研究也证实,虎杖对细菌、病毒、支原体等微生物具有广泛抑制作用。

朱祝生在用虎杖治疗多种疾病的同时,也指出虎杖性寒凉,易伤阳气,所以对于体虚患者应注意配伍。

专药治疗糖尿病经验

糖尿病是一组由胰岛素分泌和作用缺陷所导致的糖类、脂肪、蛋白质等代谢紊乱和以长期高血糖为主要表现的代谢性疾病。

传统中医治疗糖尿病常根据临床症状进行"三消论治",按阴虚燥热型、气阴两虚型和阴阳两虚型 3 型分型论治。①阴虚燥热型:烦渴多饮,随饮随喝,咽干舌燥,多食善饥,溲赤便秘,舌红少津苔黄,脉滑数或弦数。主要采用养阴清热法。一般选用一贯煎加味治疗。②气阴两虚型:乏力气短,自汗、动则加重,口干舌燥,多饮多尿,五心烦热,大便秘结,腰膝酸软,舌淡或红暗、边有齿痕,苔薄白少津或少苔,脉细弱。主要采用益气养阴法。一般选用生脉散加味治疗。③阴阳两虚型:乏力自汗,形寒肢冷,腰膝酸软,耳轮焦干,多饮多尿,混浊如膏,或浮肿少尿,或五更泄泻、阳痿早泄,舌淡苔白,脉沉细无力。主要采用温阳育阴法。一般选用金匮肾气丸治疗。

朱祝生治糖尿病常用专药有葛根、山药、虎杖、石斛、黄芪、玉米须、松花粉、马齿苋,再据证而辨治。

案一:烦渴多饮月余,属于气阴两虚、内蕴湿热,治以益气养阴、清热除湿,疗效佳。

谢某,女,63 岁,2013 年 5 月 30 日初诊。

主诉:烦渴多饮月余。

患者自述 1 个月前无明显诱因出现饮水较多,口渴,

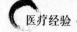

口干舌燥、欲饮水,伴乏力,气短,自汗,动则加重,手足心热,心烦,腰膝酸软,无肢体肿胀、颜面水肿,无口舌生疮等,舌红暗、边有齿痕,苔薄白少津,脉细弱。精神尚可,消谷善饥,睡眠尚可,大便秘结,小便多。已绝经,既往月经偏少,无痛经。白带偏黄。

辨证:气阴两虚,内蕴湿热。

治法:益气养阴,清热除湿。

处方:黄芪 15g,怀山药 15g,葛根 15g,虎杖 15g,马齿苋 15g,石斛 15g,芦根 15g,天花粉 15g,当归 10g,陈皮 10g,枳壳 10g,广香 10g,莱菔子 10g,炒二芽各 10g,法半夏 10g,鸡内金 10g,玉米须 15g,松花粉 15g,甘草 6g。7 剂,日 1 剂。

二诊:6 月 6 日。服上药后,症状好转。

处方:葛根 15g,山药 15g,虎杖 15g,石斛 15g,黄芪 20g,玉米须 15g,松花粉 15g,马齿苋 15g,党参 10g,白术 10g,北柴胡 10g,佛手 10g,甘草 6g。7 剂,日 1 剂。

三诊:6 月 17 日。自觉症状明显改善。

处方:山药 15g,虎杖 15g,石斛 15g,黄芪 20g,玉米须 15g,松花粉 15g,马齿苋 15g,党参 15g,白术 10g,藿香 10g,佩兰 10g,茯苓 15g,葛根 15g,北柴胡 10g,麦冬 15g,甘草 6g。7 剂,日 1 剂。

服 7 剂后,症状基本消除。随访 5 个月无复发,取得满意疗效。

案二:口渴、多饮、多尿 2 年余,属于肺热炽盛、耗伤津液,治以养阴润燥、生津止渴,疗效好。

郭某,女,53 岁,退休工人,家住贵阳市马王庙。

主诉：口渴、多饮、多尿 2 年余。

患者自诉 2 年来无明显诱因出现口渴多饮，口干舌燥，消谷善饥，腰酸背痛，腰膝酸软，尿频且尿量多，无尿急、尿痛，无口苦，心烦易怒，五心烦热，舌边尖红、苔厚腻，脉数。精神尚可，大便秘结、2~3 天一行。已绝经，既往月经偏少，无痛经，白带偏黄。

辨证：肺热炽盛，耗伤津液（上消）。

治法：养阴润燥，生津止渴。

处方：黄芪 15g，怀山药 15g，葛根 15g，生地黄 20g，麦冬 10g，知母 20g，牡丹皮 20g，丹参 20g，虎杖 15g，马齿苋 15g，石斛 15g，芦根 15g，天花粉 15g，当归 10g，陈皮 10g，枳壳 10g，玉米须 15g，松花粉 15g，甘草 6g。10 剂，日 1 剂，日 3 服。

服 10 剂后，症状好转。

按：朱祝生认为，患者肺热炽盛，耗伤津液，故口干舌燥、烦渴多饮。此症状是消渴之上消的典型表现。消渴主要由素体阴虚、饮食不节，复因情志失调、劳欲过度所致。消渴以阴虚为本，燥热为标，病变脏腑着重于肺、胃、肾，而以肾为关键。消渴迁延日久，阴损及阳，可见气阴两伤或阴阳俱虚。另外，阴虚燥热，常可见变证百出，如阴虚内热、耗津灼液而成瘀阻，炼液成痰，痰阻经络，蒙蔽清窍而为中风偏瘫；络脉瘀阻，蕴毒成脓而发疮疖、痈疽；阴损及阳、脾肾两虚、水湿潴留、泛溢肌肤而成水肿。

案三：多食易饥 10 余年，属于胃热津亏，治以清胃泻火、养阴增液，疗效佳。

雷某，男，58 岁，中学教师，贵阳市三桥。

主诉: 多食易饥 10 余年。

患者体型偏胖,自述 10 年前无意中测血糖发现血糖偏高,空腹血糖>6.1mmol/L,无明显特殊不适,当时未予重视,未予诊治。后来偶测血糖均发现高于正常值,均未处理及诊治。近来无明显诱因出现多食易饥,饭量增多,饮水较多,口干欲饮,心烦易怒,口臭,大便干燥难解,时有口苦,形体消瘦,苔黄,脉滑实有力。精神尚可,睡眠尚可,小便量多。

辨证: 胃热津亏(中消)。

治法: 清胃泻火,养阴增液。

处方: 葛根 15g,山药 15g,虎杖 15g,石斛 15g,黄芪 15g,玉米须 15g,松花粉 15g,柴胡 15g,玄参 15g,天冬 15g,麦冬 15g,郁李仁 15g,火麻仁 15g,杏仁 15g,瓜蒌仁 15g,生地黄 15g,黄连 10g,肉苁蓉 10g,甘草 6g。10 剂,水煎服,日 1 剂,3 次 /d。

二诊: 症状减轻,再服上方 10 剂。

三诊: 血糖近于正常值,多食易饥,大便干燥明显好转。

按: 朱祝生认为,本病的病机主要有:①阴虚为本,燥热为标。病变的脏腑在肺胃肾,而以肾为关键。②气阴两伤,阴阳俱虚。本病迁延日久,阴损及阳,故导致阴阳俱虚。③阴虚燥热,变证百出。如《三消论》曰:"夫消渴者,多变聋盲、疮癣、痤痱之类。"消渴总体上属于本虚标实,本虚为阴虚,标实为血瘀、痰浊交互为患。所以本病辨证首先当掌握虚实,分清标本。治疗本病的关键是益气滋阴,标本兼治。本案治疗原则应按《医学心悟·三消》治中消、清其胃,使用玄参、天冬、麦冬养阴生津,郁李仁、火麻仁、杏仁、瓜蒌仁润肠通便,生地黄、麦冬益肺胃之阴,黄连清热泻火,肉苁蓉固肾益精,集中体现了治中消者宜清其胃、兼滋其肾的精髓。

案四:尿频半年,属于脾虚湿困,治以健脾除湿,疗效好。

杜某,女,66岁。

主诉:尿频半年。

患者诉半年以来无明显诱因出现尿频,小便色黄,无尿急、尿痛,无腰部疼痛及腹部疼痛,伴四肢骨关节疼痛,就诊于某医院查尿常规示白细胞计数升高。舌红,苔黄稍厚,脉细弦。精神尚可,饮食尚可,睡眠尚可,大便基本正常、时有稀便。既往有"糖尿病"病史3年,现服用降糖药物治疗,血糖控制尚可。已绝经,既往月经基本正常,白带稍多。

辨证:脾虚湿困(糖尿病)。

治法:健脾除湿。

处方:萆薢15g,土茯苓15g,石韦15g,滑石20g,茵陈15g,黄柏10g,知母15g,生地黄15g,栀子10g,葛根15g,山药15g,黄芪15g,小蓟15g,白茅根15g,藕节15g,芦根15g,豨莶草10g,丝瓜络10g,虎杖15g,玉米须15g,松花粉15g,甘草6g。6剂,日1剂,水煎服。

二诊:上症减轻,厚苔渐退,脉细弦。拟前方加延胡索、川楝子、枳壳、乌药,以理气止痛。

三诊:未述小便不适,查尿常规正常,苔黄稍厚,脉细弦。拟健脾利湿,通经活络。前方去小蓟,继服5剂以巩固。

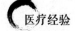糖尿病是一种常见、多发、伴随终身,但可控制的疾病;一般采用控制饮食、调摄情志、适当运动、药物调理等综合治疗方法。中医药在糖尿病及其并发症的治疗中具有许多明显优点,疗效良好,方便易行,价格适中,符合广大人群的需求。中医认为,糖尿病的发生和饮食有关,饮食控制直接影响治疗效果。《诸病源候论》提出,消渴患者应"先行一百二十步,多者千步,然后食"。《外台秘要》亦强调"食毕即须行步,令稍畅而坐卧",主张每餐食毕,出庭散步。说明适当运动是防治糖尿病的有效措施之一,这一点和现代医学的认识完全一致。对于糖尿病患者的运动方式及强度,应在医师指导下循序渐进进行。"以不疲劳为度","不能强所不能"。运动强度过大或时间太长会引起劳累,使病情加重。尤其是严重缺乏胰岛素的患者及合并冠心病、肾病者,应该限制活动量。但运动强度太小又起不到治疗作用。特别值得推荐打太极拳,它具有轻松、自然、舒展和柔和的特点,是糖尿病患者最为适宜的运动方式。

糖尿病的发生和发展与情绪有一定关系。因此,要教育糖尿病患者正确对待生活和疾病,"节喜怒""减思虑"。保持情志舒畅,气血流通,有利于病情的控制和康复。

医话
精要

治未病

  朱祝生高度重视"治未病"的整体观。所谓"治未病"的整体观,其实质就是依据《黄帝内经》中丰富的治疗思想,将法天则地、调控平衡、顺从人体生命规律、形神合一等与预防疾病有机结合的整体思想,在长期医疗过程中形成,同时又指导临床实践的法则。朱祝生始终推崇《素问·四气调神大论》中"是故圣人不治已病治未病,不治已乱治未乱,此之谓也。夫病已成而后药之,乱已成而后治之,譬犹渴而穿井,斗而铸锥,不亦晚乎"的防治原则,深入挖掘中医预防疾病的整体思想精髓。

  朱祝生多次受邀贵州广播电视台进行"治未病"系列讲座,其中"谈古论今话中医'治未病'""春夏养阳,秋冬养阴的养生意义""五脏与五补"等专题都提倡人们在未生病前可通过各种调摄保养的方式,达到增强自身体质,固护正气的目的,从而提高机体对外界环境的适应能力和抗病御邪能力。同时,主张在精神上恬惔虚无,精神内守;在生活中起居有常,动静合宜;饮食上清淡为主,以"胃喜为补,适口者珍"为进食原则。

谈到"治未病"的养生思想,朱祝生认为:"未病"不仅是指机体处于尚未发生疾病时段的状态,而且包括疾病在动态变化中可能出现的趋向和可能变化出的状态,以及病后康复状态。在中医整体思想指导下,朱祝生提出"治未病"应主要从调养精神、饮食调养、强身健体三方面着手,其中调养精神铸就"治未病"的支柱,饮食调养是"治未病"的基石,强身健体是"治未病"的保证。调养精神应做到顺应四时、听五脏"声音"(察五脏功能盛衰)、长吁短叹(调畅气机,凝神散郁)三点。饮食调养应结合人的体质、性格及地域环境等选择食物的性味、颜色及常见诱发疾病的食品等,综合调养。古人治未病,注重"形神合一""形动神静"。"形动"即加强形体的锻炼。锻炼形体可以促进气血流畅,使人体肌肉筋骨强健,脏腑功能旺盛,并可借形动以济神静,从而使身体健康,益寿延年,同时也能预防疾病。

《素问·五常政大论》记载"化不可代,时不可违",明确表明人体需要遵循四时阴阳的规律,顺应自然界生化过程,适时调畅气血,调理阴阳,固护脏腑经脉,利用自然的大整体,调控机体的小整体,从而发挥机体自身调节作用,使机体转向有序的康复状态。《素问·四气调神大论》所载"春夏养阳,秋冬养阴",是中医养生理论的重要原则,长期以来为历代医家所重视,对人们养生防病、延年益寿有重要指导意义。

"春夏养阳,秋冬养阴"本义是依据四季调节人体精气生发、充旺、敛降、伏藏之生理功能,以适应自然界春生、夏长、秋收、冬藏的规律。具体而言,一是起居作息要适合昼夜长短,春夏要多进行室外活动,秋冬要安居少出;二是饮食在选择上应适合时令要求,以本季成熟的瓜果蔬菜为主,少食用反季节蔬菜,春夏季节万不可过分贪凉,秋冬季节万不可过分辛燥;三是精神情志也要顺应四时,春夏要欢快活泼,秋冬要恬静内藏。

"春夏养阳"重在通阳护阳。要求:人们在春夏两季顺从"生""长"的特点,重视保持肝气疏畅和阳气的保养,充分发挥阳气的温煦和推动作用。起居上需养"生"养"长",培阳固阳;饮食上需科学膳食,突出护阳气、养阳气;情志上重在调养心肝,通阳助阳。

"秋冬养阴"重在护阴养阴。要求:人们在秋冬时节,顺应自然界收、藏的特点,重视阴精的蓄养,充分发挥阴精的濡润和滋养作用。起居上需养"收"养"藏",益阴固阴;饮食上突出护养肝肾之阴;情志上调精神,濡养心肾之阴。

另外,在整体观上更重视既病防变。朱祝生推崇和秉承《金匮要略·脏腑经络先后病脉证》中"见肝之病,知肝传脾,当先实脾"的整体观思想,认为在疾病发生的初始阶段,应力求早期诊断、早期治疗,积极防止疾病的发展和传变。预防疾病于未发之先能杜渐防微,使疾病在浅而未深、微而未甚的阶段得到及时制止,不致波及蔓延其他未病的脏器,故早期诊断、早期治疗在临床上意义

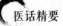

重大。疾病的传变有其一定规律可循,医者必须要对疾病的全过程了如指掌。疾病某个阶段(局部)与全过程(整体)是辩证统一的,是相互联系、相互影响的,医者不能仅仅针对疾病的某一个阶段进行治疗,而是要整体考虑,特殊阶段特殊治疗。如伤寒六经传变,病初多在肌表的太阳经,治疗的关键就是治疗太阳病。

《黄帝内经》的健康观

中医认为,人体健康满足的标准如《灵枢·天年》所言"血气已和,荣卫已通,五脏已成,神气舍心,魂魄毕具,乃成为人";它指的是人体胚胎的发生,全赖父精母血的结合。以阴阳之理论之,则父母之精气阴阳交感,阴为基,阳为用,生发滋荣,胚胎乃成。胚胎既生,在母体中发育,逐渐生成脏腑,荣卫血气通达和调;同时魂魄也渐次具备,心神生成并展开活动,具备了基本的生命能力,可以脱离母体而逐渐生存。其中,神在胚胎发生之时即已产生,随着胚胎的发生而逐渐发育旺盛,并主宰着出生后人体的生长衰老过程,是生死存亡的关键。

健康与性别、年龄关系密切。如《素问·上古天真论》所言:"女子七岁,肾气盛,齿更发长;二七而天癸至,任脉通,太冲脉盛,月事以时下,故有子;三七,肾气平均,故真牙生而长极;四七,筋骨坚,发长极,身体盛壮;五七,阳明脉衰,面始焦,发始堕;六七,三阳脉衰于上,面皆焦,发始白;七七,任脉虚,太冲脉衰少,天癸竭,地道不通,故形坏而无子也。丈夫八岁,肾气实,发长齿更；二八，肾气盛，天癸至，精气溢泻，阴阳和，故能有子；三八，肾气平均，筋骨劲强，故真牙生而长极；四八，筋骨隆盛，肌肉满壮；五八，肾气衰，发堕齿槁；六八，阳气衰竭于上，面焦，发鬓颁白；七八，肝气衰，筋不能动，天癸竭，精少，肾脏衰，形体皆极；八八则齿发去。"说明人从幼年开始，随着肾中精气的逐渐充盛，而出现"齿更"和"发长"等迅速生长的现象。随后，又随着肾中精气的不断充盈，而产生"天癸"（所谓天癸，是肾中精气充盈到一定程度产生的一种精微物质，这种物质具有促进人体生殖器官发育成熟和维持人体生殖功能的作用）。当人体正常生长到14~16岁时，肾中精气已充盛到一定程度，于是产生了天癸。天癸可促进人体的生殖器官逐渐发育成熟，使机体进入青春期。此时，女子出现按期排卵，"月事以时下"；男子出现"精气溢泻"的排精现象，说明性器官已经成熟，已经具备了生殖功能。此后，由于肾中精气充盛，不断产生天癸，担负起维持人体生殖功能的作用。人至中年以后，肾中精气逐渐衰少，天癸亦随之衰减，直至停止产生。反之，若没有天癸的维持作用，人体的生殖功能逐渐衰退，生殖器官日趋萎缩，最后丧失生殖功能而进入老年期。总之，健康标准和性别、年龄有着极为重要的关系。

健康与四时有直接关系。《黄帝内经》强调四时阴阳是"万物之根本"，从之则治，逆之则乱，从而提出了"春夏养阳，秋冬养阴"这一顺应四时养生的重要原则，还列举了四时之变的危害，提示人类要顺从四时阴阳调神养神，做到春使志生，夏使志无怒，秋使志安宁，冬使志

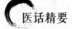

若伏若匿。人们若能顺应四时阴阳变化调养精神情志和生活起居,则体健神旺,从而减少疾病的发生。若违四时阴阳,四时对应的五脏多会受损,并可能在下一季节发生病变。如违背春季养生之道则会伤肝,从而导致生长之气不足所致的心火不足寒性病变,即所谓"逆之则伤肝,夏为寒变";违背夏季养长之道,就会导致心气受伤,暑邪乘虚而入,至秋凉新寒外束,寒热交争而引起疟疾,即所谓"逆之则伤心,秋为痎疟";违背秋季养收之道,就会损伤肺脏,不能提供冬天养脏的基础而导致完谷不化的病变,即所谓"逆之则伤肺,冬为飧泄";违背冬季养藏之道,就会损伤肾脏,不能提供春天养生的条件从而导致手足软弱无力而逆冷的病变,即所谓"逆之则伤肾,春为痿厥"。

谈"天运当以日光明"

《素问·生气通天论》曰:"阳气者,若天与日,失其所则折寿而不彰,故天运当以日光明。是故阳因而上,卫外者也。"指出阳气和人体的关系,就像天空和太阳的关系一样。人体若失去了阳气,就会损害寿命;天空若失去了太阳,就会黑暗。

"阳主动,阴主静",阴阳动静决定阳气的相对主动性。一切运动的、上升的、温暖的都是事物为阳的一面,而静止的、下降的、寒冷的都是事物为阴的一面。在人体,手足的运动、心脏的跳动、肠胃的消化、肾与膀胱的排泄、肝脏的解毒,无一不是阳气的各种表现。

"阴阳之要,阳密乃固",阴阳互用,阳为主导,阴为基础。在阴阳相互为用的关系中,两者相交的地位是不同的。阳既有固守之权,又有卫外之功,营阴才能保全,所以阳处于主导地位;阴阳平和协调的关键,在于阳气的固密,故"阴阳之要,阳密乃固"。

在临床上,应注重"阳用为重",如温阳柔筋,治疗转筋、抽筋,因为阳气养筋则柔。又如《金匮要略》云:"病痰饮者,当以温药和之。"此乃治疗痰饮病之大法。张仲景治饮创立"温药和之"法则,主要基于《黄帝内经》"阳气者,若天与日,失其所则折寿而不彰"之原理,即用温阳之法,如苓桂术甘汤、肾气丸以解除阳衰阴盛,气不化饮这一基本病理矛盾。"温药和之"的治疗重点是振奋脾肾阳气,用温药者,温而不在补,而致力于蠲化饮邪。因此,朱祝生认为"温是治饮法则","温药"是指性味甘温、苦温、辛温之品。甘温药物,能补、能和、能缓,以补脾肾之阳气;苦温药物,能助阳化湿,温阳醒脾;辛温药物,能升发阳气以解表,通阳以散结。针对"本虚"之脾肾阳不化气,以达到温阳化饮之目的。

生长壮老也是阳气起主宰作用,特别是肾中阳气。在"无不出入,无不升降"的新陈代谢过程中,阳气起主宰作用。衰老主要是内因起作用,尤以肾的虚衰为主,所以人到衰老之际,补充阳气就能使得很多疾病不药而愈。后世张介宾对此颇得经旨,《类经图翼·大宝论》中的"天之大宝只此一丸红日,人之大宝只此一息真阳"成为传世名言,并以此创立了中医温补派。张介宾十分重视温补真阴真阳,后世称其为温补派的代表;

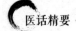

又由于其创立左右归丸、左右归饮诸方剂,方中喜用熟地,后世又称其为"张熟地"。张介宾临证十分重视寒热虚实辨证,具有丰富的临床经验。但多数医家对其学术上的贡献,均持肯定态度,认为张介宾不失为中医学术发展中的一大医家,对中医学的发展作出了卓越的贡献。

五脏之象,治病求本

藏象学说,是中医学理论体系中的核心部分,也是历代医家研究的重要课题。朱祝生认为,"藏象"实际上包括了脏腑的部位形象,脏腑生理功能、病理变化表现于外的各种现象,简称"三象"。所以,可以把研究上述"三象"之间相互关系的学说,称为藏象学说。

一、藏象的系统观

两千多年前,古人通过对人体"象"的观察,总结出以五脏即肝、心、脾、肺、肾为主体的 5 个功能活动系统,每一系统中的脏腑都有固定的部位形态,其生理、病理都有征象表现于外,并相应于自然世界的类比现象。

应该指出,以五脏为主的各系统自身的联系是广泛存在的,这种系统自身的联系是有其物质基础的。当前,联系它们之间的实质逐一被发现。如有的学者从分子生物学角度讨论了"肾主骨"的实质,认为肾是骨的生化之源,因为血钙的浓度与骨的代谢密切相关,而只能在肾中产生的 $1,25\text{-}(OH)_2D_3$,是调节钙代谢功能的。另外,男子肾精的一部分——睾酮,进入靶细胞(如前列腺)的胞质中,先和一种特异的受体蛋白结合,使 DNA 开始转录,从而促进 rRNA、mRNA、tRNA 的合成,促进骨骼增厚,钙明显沉积,还可以促进骨骺端融合。所以,肾的精气具有促进骨骼生长、发育的作用,从而说明"肾主骨"的物质性与科学性。总之,古人通过"天才的直观观察","猜"到了人体每个系统内部存在的有机联系,得出了某些可能揭示人体奥秘的结论。随着自然科学的发展,多学科的渗透,人们不断探索,这些结论的奥秘正在获得科学的解释。

在人体生命活动中,以五脏为主体的 5 个功能活动系统,它们的作用是有主次之分的,是以心为主导的。古人把心比喻为"君主之官"。关于心功能的实质,有人认为是神经系统,特别是高级中枢与循环系统一起,形成神经体液调节功能的控制中心和信息通路。应该指出,关于神由谁主宰的问题,《黄帝内经》早就肯定其与脑有关,提出"脑为髓之海""头者精明之府",以及脑与眼、耳、鼻相连等,而心又与脑紧密相关,所以,只用西医观点衡量心的生理功能还是不够的。

在 5 个功能活动系统中,古人发现胆的重要作用,提出"凡十一脏取决于胆",这显然是把胆喻为少阳春生之气,与肝脏相表里,能调畅气机,保证人体系统功能活动的勃勃生机。此外,还因胆主决断,为"中正之官",故而胆在人体系统功能活动中,起到了调节、适应的作用。

在 5 个系统功能中,除了以五脏为主、心为主导、胆为调节外，还必须依靠经络的联络，才能构成人体的整体性。经络是运载气血、传导信息的。它网络全身，分布周密，反应迅速灵敏，而且交通与传导有定向、有专线、有络属、有交接、有系统。于是，经络便将脏与脏、脏与腑、腑与腑、内脏与体表、脏腑与外界气候之间，联络得十分紧密，把人体组成高度协调统一的整体。

二、藏象的稳态观

稳态是指机体或自控系统中，必须存在一种有效的机制来纠正运动过程中任何偏离规定标准的现象。人体的 5 个功能系统之间，就是一种相对协调平衡的稳态过程。它们之间的五行制化规律，正是稳态过程的具体体现。如肝木克脾土，脾土生肺金，肺金克肝木；心火克肺金，肺金生肾水，肾水克心火等。由于人体受种种因素的影响，5 个功能系统之间经常会出现太过与不及，相对平衡被破坏的状态，此时机体内便会以上述的制化规律，进行生克调节，达到再一次的相对平衡。正是体内这种稳态过程，才使机体的 5 个功能系统不致出现超越应有的活动范围，人体也才能保持健康无病的状态。藏象的稳态观点，说明了人体内的相对平衡，是通过子系统的相互作用和协同动作，使系统在一种"恒定"的稳态上振荡实现的。

三、藏象的形神统一观

形，是形体，也是组织结构的整体。神，在中医学中有 3 种概念：一指广义之神，即指生命活动的现象，包括诊断学上的特殊名词,如得神、失神、假神等;二指狭义之神,就是人的精神意志活动;三指变化莫测。这里所谈论的神,在概念上属前两种。

神,是个抽象名词,古人认为它是与生俱来的,即有生命就有神。胎儿出生后,不断从后天吸取营养,五脏功能逐渐成熟、逐渐旺盛,神也就从低级向高级发展,最后形成以心为大主的"五神脏",即心藏神、肝藏魂、肺藏魄、脾藏意、肾藏志。神、魂、魄、意、志,分别代表了人体的精神思维、知觉、感觉动作、意念及分析综合功用。实际上,五神脏是将人的思维、意识、记忆、语言、知觉、感官、情志分属五脏,统归于心。而这些功能活动都是以精、气、血为物质基础,以经络为联络与传导途径的。神,是以形体为其存在的前提。它是随着形体的产生、强盛、衰退、消亡而由始至终的。形与神之间这种依存关系通称"形神合一"。人体只有在五脏功能正常情况下,意志通畅,内连骨髓,外及皮肉,构成身形与神志的整体性,才能保持健康,维持生命。形与神的统一一旦被破坏,就会出现五脏不和伤神、情志过度伤脏的虚实病变。由此可见,形神的统一,对人体生理病理、诊断治疗、摄生预防等都有举足轻重的作用。

应该强调,从系统论观点出发,形与神的关系,不应理解为形的总和就是神。因为有机体的系统质,它既不同于各部分的质,也不同于各部分质相加的和,而是系统各要素集成化的产物。它在结构上可以没有具体物质形态,可能只是系统状态的某种一般特征或整体的"比例部分"而存在,往往不能直接观察到,只有借助系统分析

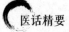

才能揭示它。信息科学又认为,神是最高级的信息处理系统,是通过信息译码、信息存储、信息加工等一系列过程形成的。神表现"认识"过程。总之,进一步研究形与神的关系,探索其中的奥秘,就能充分理解和把握藏象的实质内容。

四、藏象的节律观

藏象的节律具体指五脏节律。五脏节律是对人体节律表现于五脏的描述。而人体节律又是近代才兴起的专门研究人体生命过程中所表现的节奏与规律的科学。五脏节律与"天人相应"的观点大致吻合,它通贯于藏象学说中,强调人体内脏与外界环境的统一,说明外界自然对人体脏腑经络、卫气营血、精神情志的影响,以及人体脏腑对自然外因的调节、适应,从而揭示了人体内脏与天地外因之间密切相关的节律。五脏节律包括五脏的昼夜节律、五脏的月节律与五脏的季节律。关于五脏的昼夜节律,古人早在《灵枢·大惑论》《灵枢·卫气行》《灵枢·顺气一日分为四时》《素问·五脏生成》等篇中便给予了生动的描述,并且肯定了五脏的昼夜节律与"营卫之气""阴阳之气"及"人气"的运行、盛衰有关,这些理论正是阐明人体昼夜的"内源性节律"的机制和探索人体"生物钟"的门径。至于五脏的月节律,如《素问·四气调神大论》《素问·六节藏象论》《素问·脉要精微论》《素问·金匮真言论》《素问·平人气象论》《素问·离合真邪论》《素问·异法方宜论》等篇中均有描述。五脏季节律是内脏自身功能适应外界自然的反应,也是内脏自身调节的结果。总之,五脏节律的内容十分丰富,对于医疗实践上用来说明生理、解释病理、诊断辨证、处方用药以及养生防病都有重要的指导意义,是研究藏象学说必不可少的重要内容。近代兴起的边缘科学——气象学说,就是在总结古人有关五脏节律的认识,结合现代科学成就,研究自然条件中,大气变化对人体生理、病理、诊断、治疗、预防的作用和影响规律的科学,对于人们认识五脏节律的科学性展示了广阔的前景。

五、藏象的生理病理一体观

脏腑生理功能与病理变化的关系甚为密切,二者相互印证,互为一体。论生理以病理为反证,谈病理又以生理为依据,这是藏象学说又一重要的科学论点。

中医的生理、病理观重点不在于结构形态的器质性病变,而是在于机体功能,特别是自组织能力。发病学认为,"正气内存,邪不可干","邪之所凑,其气必虚","两虚相得,乃客其形",都在强调以内因为主,以机体功能及自组织能力为主的发病观。这里所讲的"正气",实际是指机体功能及自组织能力;"邪气"的实质是体内的增熵。所以,机体功能及自组织能力正常,能够控制机体与环境之间物质、能量、信息交换的数量和质量,则机体内不存在增熵过程,保持正常的稳态,就为健康常态;反之,便是病态。由此可见,生理与病理在发病上是因果相得的。辨证上,由于人体各个系统的生理功能不同,当发病时就表现出不同的证候,临证时便根据不同的生理功能,分析其病理变化,再以脏腑分证辨证,然后给予恰当的治疗,这是中医辨证的主要方法。治疗上,自宋金时期名医张元素开创"脏腑标本寒热虚实用药式"以来,根据脏腑生理、病理辨证用药的医家层出不穷,近代名医秦伯未所著《脏腑发病及用药法则提要》尤为精辟。因此,脏腑的生理与病理的整体辨证关系,贯穿在中医学的各个方面,也就成为藏象学说科学内涵的组成部分。

《黄帝内经》"天癸"学说的认识

天癸的概念,最早见于《素问·上古天真论》:"女子……二七而天癸至,任脉通,太冲脉盛,月事以时下,故有子……七七……天癸竭,地道不通,故形坏而无子也。""丈夫……二八,肾气盛,天癸至,精气溢泻,阴阳和,故能有子……七八……天癸竭,精少,肾脏衰……"

天癸是人体发育到一定年龄阶段(女子14岁左右,男子16岁左右),在肾气的激发下产生的一种精微物质(促进性的发育及成熟;维持性功能;参与生殖之精的化生以繁衍后代的精微物质)。此外,天癸在不同程度上对五脏六腑、四肢百骸均有影响。人体天癸的盈亏受肾气盛衰的影响。生理条件下,天癸二七、二八而至,三七、三八而盛,五七、五八而衰,七七、七八而竭。人的生育能力、性功能亦随之而经历了相应的盛衰过程。在病理条件下,肾脏的病变,肾气的不足,往往影响天癸的化生,可一时性或持久性降低天癸水平,从而导致诸多妇科、男科疾患。

天癸与冲、任二脉密切相关。天癸产生之后，通过冲、任二脉刺激生殖器官及第二性征的发育，并通过二脉与全身脏腑经络发生广泛联系，促进两性在形态、性格、体力、疾病等特征上向不同方向分化。

唐代王冰注"天癸"："男女有阴阳之质不同，天癸则精血之形亦异。"雄激素的代表物质为睾酮，雌激素的代表物质是雌二酮，二者分别维持男女两性副性征及性功能。女子到了 14 岁左右时，血清中雌二酮增至 300~500pg/ml，可引发排卵、形成月经；男子到 16 岁左右时，血清中睾酮增至 400~500pg/ml，可生成精子，出现溢精。当女子到 49 岁、男子到 64 岁以后，激素分泌减少，直至月经闭止、生育能力下降至衰竭。天癸主男子"筋骨隆盛"、女子"身体盛壮"；性激素可促进蛋白质、脂肪合成，使男子骨骼肌盛壮、女子脂肪呈女性分布。

根据《素问·上古天真论》对天癸的论述，治疗不孕重在调养肝肾，用柴胡疏肝散合五子衍宗丸加减取效；治疗闭经也常以肝肾不足，气血虚弱，冲任失调辨证治疗。

不孕常用处方：北柴胡 10g，郁金 10g，白芍 10g，佛手 10g，熟地黄 15g，山茱萸 10g，茯苓 10g，牡丹皮 10g，怀山药 15g，当归 10g，川芎 10g，何首乌 15g，黄精 15g，枸杞 10g，覆盆子 10g，菟丝子 15g，韭子 15g，车前子 10g，淫羊藿 10g，仙茅 10g，巴戟天 10g，黄芪 15g，枳壳 10g，陈皮 10g，茜草 10g，肉桂 10g，吴茱萸 10g，益母草 10g，甘草 6g。

"魄门亦为五脏使"的理论研究及临床应用

"魄门亦为五脏使"语出《素问·五脏别论》,说明魄门与五脏之间的关系。

在理论方面,魄门与五脏之间,在生理、病理上及脏腑疾病的治疗上,是相互紧密关联的。魄门位居大肠之尽端,为肺所主,但魄门与心、肝、脾、肾之间亦是紧密相连的。魄门开合功能正常与否,是五脏功能系统保持生理功能正常的重要保证。魄门主于排泄糟粕,于出入角度而言属出,于升降角度而言属降。人体糟粕得以正常排出体外,对于全身气机的通畅条达是相当重要的。若魄门功能失常而失于开合,则可致气机出入升降之机痞塞,脏腑功能不利。同样,五脏功能活动系统失常,亦可以导致魄门开合失于常度,或过于开,如泄泻,或过于合,如便秘等。所以在治疗方面,一则注重调魄门之开合治疗五脏疾病,使五脏之邪借魄门之道,从下而走,或使五脏之元气不致从下而泄;一则当重于调节五脏之功能,以治魄门之开合失度。

在临床治疗方面,"魄门亦为五脏使"是指导临床治疗的一个重要法宝。值得注意的是,在治疗过程中,须遵辨证施治与辨病相结合原则,结合这一理论指导,运用于临证治疗,不可妄以"魄门亦为五脏使",妄用收涩之品而引发闭门留寇之患,或妄下通下泄利,开利魄门,而成虚虚实实之患。

（一）五脏六腑皆可影响大肠传导而致便秘

如前所述，便秘的根本在于大肠传导失常，但大肠的生理功能与五脏六腑的关系非常密切，如肺的宣发肃降、肝的疏泄条达、脾的转输运化、肾的温煦濡养、心的温通与调控等，因此，除大肠本身的病变外，其他五脏六腑中任何一个脏器的病变，都可影响大肠的传导功能而发生便秘。所以说，治疗便秘的方法必须注意大肠与其他脏腑的关系。

1. **从肺论治**　《灵枢·经脉》曰："肺手太阴之脉，起于中焦，下络大肠，还循胃口，上膈属肺。"又曰："大肠手阳明之脉……络肺，下膈属大肠。"肺与大肠构成了脏腑阴阳表里的络属关系。肺主宣发，是大肠得以濡润的基础，使大肠不致燥气太过；肺主肃降，是大肠传导功能的动力。肺藏魄，肛门又称"魄门"、为肺气下通之门户，可见肺与大肠的关系尤为密切，所以肺气肃降则大便通畅，出入有常；肺气上逆可致大肠腑气壅滞，而见大便秘结、腹痛腹胀。

2. **从肝论治**　肝主疏泄，具有调节全身气机，推动血和津液的正常运行的功能。肝的疏泄有助于促进脾胃的运化功能及大肠的传导功能。肝失疏泄，肝气郁结则大肠气滞，可致便秘。肝藏血，血虚肠道失润，亦可致便秘。

3. **从肾论治**　肾开窍于前后二阴，大肠的传导功能有赖于肾气的温煦和肾阴的滋润，便秘的形成与肾的功能正常与否关系密切。李东垣云："肾主五液，津液盛则大便如常。"《杂病源流犀烛·大便秘结源流》曰："大便秘结,肾病也。"《养生四要·却疾》曰："肾虚则津液不足,津液不足则大便干涩不通。"

4. 从脾胃论治 脾主运化,运即转运传输,化即消化吸收,运化即把水谷化为精微,供应滋养全身。同时,脾亦运化水津,促进水液代谢。胃主受纳腐熟水谷,并主通降。由此可见,脾胃与大肠的关系最为密切,只有脾胃功能正常,大肠才能发挥正常功能。因此,治疗便秘,调养脾胃尤为重要。

5. 从心论治 心主神志,为五脏六腑之大主,大肠的功能亦有赖于心神的主宰。心神正常则大肠功能正常,糟粕按时而下;心神失常,大肠失去心神调控,则或见大便失禁,或见大便秘结。心以阳气为用,心之阳可激发心动、温畅经脉、振奋精神,促进脾胃运化腐熟、肾气的蒸腾、肝气的条达、肺气的宣降等,故心阳不足,均会导致大肠功能失常。另外,若心火亢盛或心阴不足,均会因津伤而致便秘。

(二) 气、血、津液与便秘的形成

气、血、津液是构成人体的基本物质,是脏腑、经络等组织器官进行生理活动的物质基础,是维持人体生命活动的必要因素。便秘的形成与气、血、津液亦有密切的关系,因而在治疗上也必须注意这方面因素。

1. 气虚便秘 气具有推动和激发运动的作用。大肠的运动,有赖于气的推动,才能发挥正常的传导作用。如气虚推动无力,大肠运行不畅,则可出现便秘,治当益气；具体治法有补肺气、益脾气、温肾气等。

2. **气滞便秘**　大肠的运动功能不仅依赖气的推动，而且要有正常的气机运行，如肺气的宣发与肃降、脾气的升发与胃气的下降等各种气机的运动形式，来协同大肠的传输功能。如各种原因导致全身或局部气机不调，则会引起各种各样的病变。如各种原因而致大肠气滞，则会发生便秘，治当行气；具体治法如疏肝理气、消食导滞、行气化痰等。

3. **血虚便秘**　全身的脏腑器官都依赖于血的滋养濡润，大肠的运动功能亦然。如血虚不能滋润大肠，则会致肠道失润，形成便秘。治当养血，如补肝血、滋肾阴等。

4. **血瘀便秘**　瘀血的形成有多种原因。瘀血一旦形成，又会阻滞气机，引起各种各样的病证。如瘀血阻滞肠道，大肠运行不畅，亦可引起便秘，治以行气活血。

5. **津亏便秘**　津液具有滋润和濡养的功能，亦具有濡润滑利的作用。因此，大肠的传导功能有赖于津液的濡润滑利作用。如津液亏损，则肠道干枯，可致便秘，治当滋养津液，如滋补肾阴、养胃生津等。

"聚于胃，关于肺"的认识

历代医家对《素问·咳论》经文"此皆聚于胃，关于肺"的理解争议颇多。朱祝生通过几十年临床实践感悟到，"此皆聚于胃，关于肺"的论述，是将《咳论》作了一个总结。《素问·咳论》提出致咳的两个主要原因——"皮毛先受邪气""其寒饮食入胃"，说明肺胃为成咳之源。因肺外合皮毛,手太阴肺经又起于中焦,所以咳与肺胃关系密切。高士宗说:"六腑以胃为本,五脏以肺为先,故承上文五脏六腑之咳而言。此皆聚于胃,关于肺。聚于胃,则使人多涕唾而面浮肿。关于肺,则气逆也。"这个观点体现了中医的整体观念,对临证治咳有重要意义。

肺胃的联系:手太阴肺经贯通肺胃。手太阴肺经起于中焦,下络大肠,还循胃口,上膈属肺。肺胃有经络相通,肺与大肠相表里,大肠主降,以胃气为动力。《灵枢·本输》说:"大肠、小肠皆属于胃,是足阳明也。"胃与小肠、大肠一气贯通,共主传化水谷,通行糟粕。胃腑不降,大肠传导失常,势必影响肺气肃降。

肺胃同主降气,肺胃功能的相互协调,是完成呼吸运动的重要条件。肺主肃降,肃降是肺的重要生理功能。胃主和降,阳明胃气以息息下行为顺,胃气下行,浊气得降,故又称胃主降浊。胃主降浊,气以下行为顺,肺胃之气的下降在生理状态下相互协调,病态时又能互为其害。《素问·咳论》对肺胃受邪发生咳嗽作过详尽论述,指出"皮毛者,肺之合也,皮毛先受邪气,邪气以从其合也。其寒饮食入胃,从肺脉上至于肺则肺寒,肺寒则外内合邪因而客之,则为肺咳。"

宗气主要由肺吸入的清气与脾胃运化的水谷精气相合于胸中而成。宗气的功能,一是上走息道以行呼吸,二是贯注心脉以行气血。肺胃精气赖肺宣布,肺主一身之气,能将卫气、津液和水谷精微布散周身,外达于皮毛,以充养身体,温润肌腠和皮毛。

肺主气属卫,胃化水谷为卫之源。胃化精微为生气之源,肺主宣发为气之主。《素问·经脉别论》说:"食气入胃,浊气归心,淫精于脉。脉气流经,经气归于肺,肺朝百脉。"空气、营养物质、水、温度是维持生命的基本条件,是生物不可或缺的生存条件,人亦不能例外。人出生之后,赖水谷精气与自然清气的充养。水谷精气源于胃,自然清气由肺吸取,以此言之,则是肺胃共为后天之本。

肺胃同泻浊气。生命的维持不但需要水谷精气与自然清气,同时还必须不断排出体内浊气、余液、代谢废物等。肺主宣肃,排泄浊气。肺气宣肃具有直接的泄浊作用。肺主宣发,是指肺气具有向上、向外、升宣、发散的生理功能,其中重要的作用就是通过肺的宣发,排出体内的浊气。此外,肺通调水道的功能异常,也会导致水液的输布、排泄障碍,发生小便不利、水肿和痰饮等病证。肺气宣肃助六腑泄浊,肺主肃降、通调水道有助于胃与大肠的降浊化物。肺与大肠相表里,大肠传导化物,赖肺气推动。《血证论》引黄坤载曰:"人之大便,所以不失其常者,以肺主传送,而肠不停,肝主疏泄,而肛不闭。"胃主降浊,排泄糟粕。肺胃不但主持人体精气的产生与输布,同时还主持体内浊气、废物的排泄活动。二者的协调合作,对维持正常的生命活动是至关重要的。因此,可以说,肺胃同为后天之本,而弃浊纳新则是肺胃同为后天之本的根据所在。

朱祝生对《黄帝内经》"聚于胃,关于肺"理论有较深的领悟,并运用"聚于胃,关于肺"的思想治疗咳嗽患者取得较满意疗效。朱祝生强调,需仔细体会各患者的发病原因、病机,通过辨证论治,遣方用药定有收获。

朱祝生认为,咳嗽的主要病位在肺,主要病理变化在"聚于胃,关于肺"。而"聚于胃,关于肺",是对咳嗽病机的高度概括,说明咳嗽与肺胃的关系密切。胃(脾)既是气血生化之源,也是生痰之源,同时又是咳嗽的病变之源,实为后世"脾为生痰之源,肺为储痰之器"的理论渊源,也为后世用培土生金法治疗咳嗽奠定了理论基础。

朱祝生认为,"聚于胃,关于肺"对后世治疗咳嗽具有重要的指导意义。它充分体现了中医学审证求因,辨证论治和治病求本的思想,提示对咳嗽的认识,应该不止于肺,亦不离于肺。

朱祝生又讲到,由于咳嗽是许多疾病的一种非特异性症状,临床上进行确诊时必须详细询问病史、全面查体,做胸部 X 线或 CT、气道反应性测定、肺功能、心电图、纤维支气管镜及一些特殊检查,以排除一些可以引起慢性、顽固性咳嗽的其他疾病。朱祝生要求学医者既要掌握中医知识,又要掌握西医知识,只有这样中西医并重,才能更好地为患者解除疾苦。

活用《黄帝内经》理论辨治脑病

《素问·五脏别论》指出:"脑、髓、骨、脉,胆、女子胞,此六者地气之所生也,皆藏于阴而象于地,故藏而不泻,名曰奇恒之府。"脑为奇恒之府,有以下功能:

1. **脑为髓之海** 《灵枢·海论》说:"脑为髓之海,其输上在于其盖,下在风府。"《素问·五脏生成》也说:"诸髓者,皆属于脑。"均阐明了脑由髓组成。《素问·刺禁论》中载有"刺脊间,中髓为伛"(伛即驼背之意),此处"髓"似指脊髓而言。

髓的来源有二。《灵枢·五癃津液别》说:"五谷之津液,和合而为膏者,内渗入于骨空,补益脑髓。"说明髓乃由后天水谷之气所化。此其一。《灵枢·经脉》说:"人始生,先成精,精成而脑髓生。"《素问·逆调论》又说:"肾不生则髓不能满。"指出脑髓又来源于肾精。此其二。脑是髓的汇聚之处。因此,精与五谷津液是化生髓的物质源泉,也是脑的功能活动必不可少的物质基础。

2. **头为诸阳之会**　人体经脉在头面部分布丰富。据《灵枢·经脉》所述,除手太阴肺经与手厥阴心包经没有直接连循头部以外,其余经脉均有正支或分支循行于头部。经脉是运行气血、联络脏腑肢节、沟通上下内外的通道。所以,头与全身脏腑、经络气血的联系甚为密切。

《素问·阴阳别论》说:"三阳在头。"指出手足三阳经皆循行于头。《素问·骨空论》又指出:"督脉者,起于少腹以下骨中央……贯脊属肾……上额交巅上,入络脑。"《灵枢·经脉》亦说:"膀胱足太阳之脉……从巅入络脑……络肾。"督脉为阳脉总督,称"阳脉之海"。三阳经为人身阳气集中之经脉,足太阳膀胱经更是阳气积聚最盛之处,这些经脉都属肾,或络肾而贯脊里上达于脑中,汇聚于脑,加之肾为人身元阳之本,所以,脑实为人身诸阳之会。

3. **头为精明之府**　《素问·脉要精微论》说:"头者,精明之府。"所谓"精明之府",清代高士宗注:"人身精气上会于头,神明上出于目,故头者精明之府。"就是说,头为精气神明之府。由此可见,脑不但是精髓汇聚之所,而且是人体神明活动之处。《灵枢·海论》又说:"脑为髓之海……髓海有余,则轻劲多力,自过其度;髓海不足,则脑转耳鸣,胫酸眩冒,目无所见,懈怠安卧。"从脑髓有余与不足的表现,说明了脑有维持人体精神和支配动作的功能。

4. 志上冲于脑 《素问·解精微论》说:"夫志悲者惋,惋则冲阴,冲阴则志去目,志去则神不守精,精神去目,涕泣出也。"所谓"冲阴",唐代王冰注:"冲,犹升也。……阴,脑也。"清代张志聪更明确指出:"冲阴,谓志上冲于脑也。夫目系上属于脑,故志上冲阴,则志去走于目,志去则神不独守其精,精神并去,出于目而涕泣皆出也。"这就是说,《黄帝内经》已把志出于脑,见于目则为涕泣这一生理过程初步勾画出来。

5. 脑与眼、耳、鼻相连 眼、耳、鼻的功能与脑密切相关。《灵枢·大惑论》说:"五脏六腑之精气,皆上注于目而为之精……裹撷筋骨血气之精而与脉并为系,上属于脑,后出于项中。故邪中于项,因逢其身之虚,其入深,则随眼系以入于脑,入于脑则脑转,脑转则引目系急,目系急则目眩以转矣。邪其精,其精所中不相比也,则精散,精散则视歧,视歧见两物。"原文生动地说明了眼与脑以眼系相连,强调了脑髓耗散则两眼视物不清,明确了脑对眼的支配作用。

《灵枢·决气》说:"脑髓之虚实,血脉之清浊,何以知之? ……精脱者,耳聋;……液脱者,骨属屈伸不利,色夭,脑髓消,胫酸,耳数鸣。"《灵枢·海论》亦说:"髓海不足,则脑转耳鸣。"指出脑为精髓之海,脑髓不足,耳失所充则耳聋耳鸣;脑海充满,耳之听觉正常。由此可见,

《黄帝内经》把支配耳的听觉功能归属于脑。

《素问·解精微论》说:"泣涕者脑也,脑者阴也,髓者骨之充也,故脑渗为涕。"王冰注释说:"鼻窍通脑,故脑渗为涕。"尽管古人所说"脑渗为涕"与实际不相符合,但却说明《黄帝内经》已将脑与鼻联系起来了。

综上所述,不难看出《黄帝内经》认为:脑由精髓组成,也是脊髓汇聚之处;脑以阳气为用,为神明活动之由;情志悲哀是脑的功能反应;脑还能指挥动作,支配眼、耳、鼻等感官。这些对脑的初步认识,给后世以很大的启发。

继"志上冲于脑"之后,历代医家对脑的认识多有发挥。明代李时珍所言脑为元神之府,更是高度概括了脑主神志的生理功能。因此,对于脑病,尤其是精神情志病变,不能简单地认为由于心藏神的功能失调,也不能只责之于肾。朱祝生依据前贤的这些理论,对"精神分裂症""脑血栓形成""脑萎缩""神经衰弱"等病进行了研究,总结了脑病的证型,并取得一些辨证经验。

(1)邪扰清空,元神失持:每因风痰相兼或七情内伤所致。常见精神恍惚,闷乱烦躁,心悸失眠,头目眩晕,面红目赤或头胀且痛,甚则癫狂,苔黄或腻,脉多弦数或弦滑。治宜息风涤痰,清脑顺气。多选变通十味温胆汤、涤痰汤,甚至用定痫丸治之。以防风、钩藤、天麻、僵蚕息风镇惊;胆南星、天竺黄、贝母清热涤痰;沙参、麦冬、生地黄、连翘养阴清脑;郁金、茯神、石菖蒲宣窍安神;川楝子、合欢皮、枳壳解郁理气。

(2)血阻清空,元神失守:每因阳热上亢,迫血妄行,上逼脑海,脑血外溢或血不循经,瘀血停滞而致。常见头痛头晕,神志不清,口渴口苦,唇舌瘀紫,甚而言强语謇,面瘫中风,苔黄或黄腻,脉多弦数。治宜活血化瘀,通筋活络,清热醒脑。常选四藤汤加减。以络石藤、鸡血藤、红藤、海风藤、红花、桃仁活血化瘀,通筋活络;生地黄、赤芍清热凉血;当归、川芎行气活血;黄芩、钩藤、石菖蒲开窍醒脑。

(3)虚热内生,元神失宁:每因用脑过度,精髓亏损,内生虚热所致。多见失眠多梦,心悸善忘,五心烦热,潮热盗汗,口干咽干,舌红少苔,脉虚细数。治宜滋阴补髓,清脑安神。以朱砂、黄连、栀子、竹茹清热安神;当归、生地黄滋阴补髓;莲须、酸枣仁、龙齿、磁石清脑镇静;瓜蒌壳、法半夏、橘红清化痰浊。

(4)气血不足,元神失养:每因思虑过度,精髓不足,脑失充养所致。多见意志消沉,虚怯气弱,心悸健忘,头晕目眩,夜寐不佳,食少神疲,面色不华,舌淡苔薄,脉细弱。治以益气养血,补脑壮神。多选归脾丸加减。用四物汤合当归补血汤补气养血;龙眼肉、酸枣仁、远志补脑安神;木香理气以补而不滞;生姜、大枣调和营卫。临床应用时,多加五味子、柏子仁,益髓敛神。

总的来看,脑病的病因病机较为复杂,尚需进一步研究,可按上述4种证型进行辨治。对脑的虚证的治疗,多重在益气养血补髓;实证则按风、痰、火、瘀分而论治,而疏肝理气解郁又是常用的兼治之法。

活用《黄帝内经》理论辨治头痛

朱祝生认为,头痛的病因病机较为复杂。如《素问·五脏生成》曰:"头痛巅疾,下虚上实,过在足少阴、巨阳,甚则入肾。"《素问·风论》又说:"风气循风府而上,则为脑风""新沐中风,则为首风"。《素问·方盛衰论》还说:"气上不下,头痛巅疾。"对于头痛的中医理论体系有其特定的演变规律。

唐代以前是头痛理论形成基础阶段。这一时期头痛有如"首风""脑风""头风"等相关名称的记载。此时医家通过藏象理论、经络学说等对头痛理论作了初步阐释,认为头痛的病因以外淫、中毒、不时之气等因素为主,内伤情志、饮食等因素为辅;针对病因病机给予相应辨证治疗,如针刺风府穴治疗因风邪引发的头痛,用桂枝汤、桂枝加葛根汤、麻黄汤等解表散邪治疗头痛,用导引之法强身健体来防治头痛等。

到了宋金元时期,进入头痛理论发展的集中阶段,头痛命名更加丰富,多与病因病机密切相关。头痛的致病因素在外感邪气侵袭经络诱发疼痛的基础上,重点论述了气虚头痛、血虚头痛、气血俱虚头痛、痰厥头痛、厥逆头痛等内伤头痛。且随着药物归经及引经报使、"高巅之上,惟风可到"等理论的产生,配伍川芎、羌活、独活、细辛、白芷、藁本等风药成为治疗头痛的主要方式,在治疗方法上融合了针刺、艾灸、方药内服、中药外洗、按摩等多种手段。这些理论对临床辨证治疗头痛起到了承前启后的作用。

到了明清时期,头痛中医理论体系已经完善。辨证头痛病因病机有外感内伤之分、虚实阴阳之别,如风寒头痛、暑湿头痛、火邪头痛、瘀血头痛、痰厥头痛、血虚头痛、气虚头痛、阴虚头痛、阳虚头痛等。临床治疗时，参照"发散""宣发""消风""清热""散湿""补气""补血""导痰""下利"等治疗法则，将治疗药物分为"治风之剂""治风寒之剂""治风热之剂""治湿之剂""痰厥头痛之剂""补气之剂""补血之剂""补阴之剂""补阳之剂"等，根据头痛的临床症状给予相应的治疗方药。

从先秦时期到明清时代，随着头痛理论与临床实践的紧密结合，头痛的中医理论体系已日臻成熟。朱祝生认为，只有了解本病发展的沿革，才能深入了解其病因病机，也才能更好地抓住疾病本质，更好地治疗疾病。

朱祝生总结头痛的病因，常见的有以下几点：

1. **感受外邪** 多因起居不慎，坐卧当风，感受风寒湿热等外邪上犯于头，清阳之气受阻，气血不畅，阻遏络道而发为头痛。

2. **情志郁怒** 长期精神紧张忧郁，肝气郁结，肝失疏泄，络脉失于条达，拘急而头痛；或平素性情暴逆，恼怒太过，气郁化火，日久肝阴被耗，肝阳失敛而上亢，气壅脉满，清阳受扰而头痛。

3. **饮食不节** 素嗜肥甘厚味，暴饮暴食，或劳伤脾胃，致脾阳不振，脾不能运化转输水津，聚而痰湿内生，以致清阳不升，浊阴下降，清窍为痰湿所蒙；或痰阻脑脉，痰瘀痹阻，气血不畅，均可致脑失清阳、精血之充，脉络失养而痛。如丹溪所言"头痛多主于痰"。

4. **内伤不足** 先天禀赋不足，或劳欲伤肾，阴精耗损，或年老气血衰败，或久病不愈，产后、失血之后，营血亏损，气血不能上荣于脑，髓海不充则致头痛。

调肝疏肝治胃病

胃炎在中医属胃脘痛、腹胀、嘈杂、痞满等范畴，是消化系统常见病、多发病。本病男性多于女性，随年龄增长，发病率逐渐增高。

本病病位在足阳明胃，然肺金盗母气，肝气自甚，木折脾胃土气为发病之标。按脏腑论，即脾胃为本，肝肾为标。病因有二：一为饮食自倍，肠胃乃伤而起。所谓饮食之因，多为过食肥甘厚味之品，或嗜饮醇醪及喜食煎燥而发。肥甘之品能使腠理致密，阳气不能宣散于外，而郁结在胃。酒有大热大毒之性，蕴积胃脘，而温燥之食助阳助火，从而在病原上形成了火热内结在胃，毒伏于胃膜，促使营气不从，逆于胃膜，久则生疼痛溃疡之患。二为情志所伤。自有喜怒伤肝，或肝病自伤，肝气郁阻；抑郁虚滞在胃，久则胃膜受损；再或忧思伤肺，或肺素虚，求救于中土（即子盗母气），久而土伤，脾胃虚弱，或久病耗伤胃阴，胃阴亏虚，脾滞胃呆，引起脾胃升降失和，久之胃气不降，阴阳不润，燥湿失济，营卫凝涩，逆于肉里，胃膜受损日久而生此病。肝与胃木土相克，胃与脾表里相关，故胃痛与肝脾的关系尤为密切。且肝脾为藏血统血之脏，胃为多气多血之府，胃痛初起多在气分，迁延日久则强入血分，所以久痛胃络受损，则多见呕血或黑便等症。气病较轻，血病较重。胃病的原因虽有种种不同，但其发病机理确有共同之处，即所谓"不通则痛"，故可归纳为"肝胃不和而痛，湿热中阻而痛，脾胃虚弱而痛，脾胃虚寒而痛，胃络瘀阻而痛"。

朱祝生善用调肝疏肝治疗胃病,选用柴胡疏肝散加减,疗效满意。柴胡的功效与作用使之成为治病的良药奇方。《医学统旨》中就记载了柴胡疏肝散。作为疏肝理气的代表方剂,柴胡疏肝散的功效主要为行气止痛、疏肝解郁,可以用来治疗胁肋疼痛、脘腹胀满、嗳气太息等症,而且对胆囊炎、慢性胃炎也有一定的调养功效。

胃病分型辨治如下:

1. **肝胃不和** 胃脘胀痛连胁,嗳气,大便不畅,多因情志因素而作痛,苔薄白,脉沉弦。与患者情绪变化密切相关。正如《杂病源流犀烛·胃病源流》所说:"胃痛,邪干胃脘病也。……惟肝气相乘为尤甚,以木性暴,且正克也。"情绪变化可导致自主神经功能紊乱,出现胃平滑肌痉挛,胃液增加,胃蠕动及胃部血管舒缩异常,导致消化不良、充血、炎症。治法以疏肝理气、和胃止痛为主,方以柴胡疏肝散加减。

2. **湿热中阻** 胃脘疼痛,嘈杂灼热,纳呆恶心,小溲色黄,大便不畅,苔黄腻,脉滑数。饮食不节,情志所伤,或脾胃素虚,湿阻中焦为主要病因病机。治法以清热化湿、理气和胃为主,方以清中汤加减。

3. **脾胃虚弱** 脘腹痞闷,时缓时急,不知饥,不欲食,体倦乏力,少气懒言,大便溏薄,舌淡,苔薄白,脉沉弱。多由饥饱失常,劳倦过度,久病肾阳不足,失于温煦,或服寒药过多,而损伤脾胃所致。因脾胃为仓廪之官,主受纳和运化水谷,脾胃受损则健运失职,气机不利而生痞满。采用益气健脾、升清降浊之法,方以补中益气汤加减。

4. 脾胃虚寒 胃痛隐隐,喜温喜按,空腹痛甚,得食痛减,泛吐清水,手足不温,大便溏薄,舌淡苔白,脉虚弱或迟缓。多因正气虚,中阳不足,寒自内生而发。治以温中健脾、和胃止痛为主,方以黄芪建中汤加味。

5. 胃络瘀阻 胃脘疼痛,如针刺,痛有定处,拒按,食后加剧,入夜尤甚,舌紫暗或有瘀斑,脉涩。根据中医"久病入络"理论,运用活血化瘀、通络止痛之法,方用失笑散合丹参饮加减。

郁证的辨治经验

当前,郁证有年轻化趋势。该病好发于中年患者,无明显性别差异。朱祝生治疗该病有较好的疗效。

《素问·六元正纪大论》记载:"帝曰:善。五运之气,亦复岁乎? 岐伯曰:郁极乃发,待时而作也。""帝曰:善。郁之甚者,治之奈何? 岐伯曰:木郁达之,火郁发之,土郁夺之,金郁泄之,水郁折之。然调其气,过者折之,以其畏也,所谓泻之。"王冰注曰:"达,谓吐之,令其条达也。发,谓汗之,令其疏散也。夺,谓下之,令无拥碍也。泄,谓渗泄之,解表利小便也。"《素问·举痛论》曰:"怒则气上,喜则气缓,悲则气消,恐则气下,寒则气收,炅则气泄,惊则气乱,劳则气耗,思则气结。""怒则气逆,甚则呕血及飧泄,故气上矣。喜则气和志达,荣卫通利,故气缓矣。悲则心系急,肺布叶举,而上焦不通,荣卫不散,热气在中,故气消矣。"《黄帝内经素问注证发微》云:"木郁者,肝病也……火郁者,心病也……土郁者,脾病

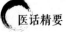

也……金郁者,肺病也……水郁者,肾病也。"

朱祝生认为,郁证是由于情志不舒,气机郁滞所引起的一类病证。临床表现为心情抑郁、情绪不宁,胸胁胀痛,或易怒善哭,以及咽中有异物梗阻、失眠等各种复杂症状。西医中的神经衰弱、癔病、精神病性抑郁及围绝经期综合征等,有以上表现者,可参照本证辨证论治。朱祝生认为,郁证的发生,是由于郁怒、思虑、悲哀、忧愁七情所伤,导致肝失疏泄,脾失运化,心神失常,脏腑阴阳气血失调而成。病变主要部位是肝、脾、心三脏。

朱祝生认为,本病患者初病多实,以六郁见证为主,其中以气郁为病变基础。病久则由实转虚,引起心、脾、肝气血阴精的亏损,成为虚证类型。临床上,虚实互见者亦较为多见。实证治以疏肝理气为主,依其病情分别配以行血、化痰、利湿、清热、消食之剂;虚证则以益气补血扶正为法。

朱祝生常用柴胡、枳壳、香附、郁金疏肝行气解郁。因本病患者常常病程较久,伴有血瘀之象,故通过川芎、芍药、甘草、丹参活血化瘀。朱祝生认为,本病治疗的关键,不仅在药物上,更加要对患者进行精神治疗,多关心患者,做好思想工作,充分调动患者的积极因素,树立正确的乐观精神,这样可以事半功倍。

归根到底,本病的治疗方法应以调畅气机、疏肝解郁为要点。

神机气立,至真之要

《素问·六微旨大论》指出,一切有生命的物体都处在"无不出入,无不升降"的新陈代谢之中。《素问·六微旨大论》曰:"出入废则神机化灭,升降息则气立孤危。故非出入,则无以生长壮老已;非升降,则无以生长化收藏。"强调了升降出入停止的危害性。升降运动还必须遵循一定的规律。

人体气机升降的运动,可从以下两方面体现。

其一,清阳浊阴之气的升降。《素问·阴阳应象大论》说:"清阳出上窍,浊阴出下窍;清阳发腠理,浊阴走五脏;清阳实四支,浊阴归六腑。"而《灵枢·阴阳清浊》云:"浊而清者,上出于咽;清而浊者,则下行。""其清者上走空窍,其浊者下行诸经。"这些分别概括人体清阳之气常是向上、向外,浊阴之气常是向下、向内的不同运动和分布规律。如果阴阳清浊升降失常发生逆乱,则可导致疾病发生。故《素问·阴阳应象大论》言:"清气在下,则生飧泄;浊气在上,则生䐜胀。"《灵枢·五乱》说:"清气在阴,浊气在阳,营气顺脉,卫气逆行,清浊相干,乱于胸中,是谓大悗。故气乱于心,则烦心密嘿,俯首静伏;……乱于头,则为厥逆,头重眩仆。"这些皆是由于清阳浊阴之气的升降失常所致的病症。《灵枢·阴阳清浊》称之为"清浊相干,命曰乱气"。

其二,脏腑之气的升降。《黄帝内经》虽未明确提出脏腑之气的升降理论,但从其所记述的脏腑生理功能和病理现象,可以看到脏腑之气的升降活动在维持人体正常生命活动方面的重要作用。正是由于脏腑间的协同作用才产生气机的升降出入。如《素问·经脉别论》云:"食气入胃,散精于肝,淫气于筋;食气入胃,浊气归心,淫精于脉。脉气流经,经气归于肺,肺朝百脉,输精于皮毛……"说明了脏腑之气的升降协调维护着新陈代谢的正常进行。当其失常时亦可导致多种病证。如《素问·脏气法时论》曰:"肺病者,喘咳逆气。"《灵枢·四时气》说:"胃气逆则呕苦。"

《黄帝内经》中有关气机升降生理病理的记述不胜枚举,兹归纳叙述如下。

生理方面,脾主升清,胃主降浊,而同居中焦,故脾胃是升降的枢纽;肾是升清降浊的动力;肺气宣发;肝气升发;出入升降治节于肺;帅血贯脉而周行于心,无处不及。气机概括人体脏腑组织各种不同的功能活动,如脾胃的消化功能、心脏的行血功能、肺的呼吸功能、肝的疏泄功能等,都离不开气机。气机在人体有升有降,保持平衡,从而促进正常的生理活动。一切生命的物质和现象都是气的运动变化的过程,因此,凡人体脏腑组织的活动能力皆与气机的正常与否有密切关系。气机调畅,各脏腑功能多正常;气机失调,脏腑功能多受其影响。如胃气滞则出现脘闷胀饱、纳差等消化不良症状。然脏腑受病,也常会反映出气的病理变化。《素问》有"百病生于气也"之说。张介宾言:"气之在人,和则为正气,不和则为邪气。"朱丹溪曰:"气血冲和,万病不生,一有怫郁,诸病生焉。"由于气机不调与疾病的发生、演变关系甚为密切,所以在临床上调理气机这一治法实属朱祝生临证用药的特色所在。正如《雷公炮制药性赋》所载"升降浮沉之辨,豁然贯通,始可以言医,而司人命矣"。升降浮沉对应的就是四季的生长收藏,人禀天地之气生,因四时之法成,升降气机是天人合一的中医特色体现,是治法的关键,所以可以通过宽胸理气法、理气解郁法、调和胃气法、下气消胀法等调理气机的方法治疗疾病。故朱祝生常说:升清降浊妙无穷,万病皆可纳其中;天地水火一团气,总在疏通建其功。

卫出上焦与卫出下焦
——治疗感冒的用药经验

卫气出于上焦还是出于下焦,历来争议较大。朱祝生针对《黄帝内经》中关于卫气的论述加以考究,认为卫气既出上焦,也出下焦。历代对此问题持有不同看法的主要原因是混淆了卫气运行的两个基本过程——卫气的来源与卫气的循行。

卫气的来源是卫气循行的第一个阶段,是指卫气自中焦而生,经上焦而布,直接自内向外弥散,到达体表分肉皮肤之间,这是卫出上焦。卫气出于上焦完成第一阶段运行之后,在人体背部从足太阳经反入下焦,经过先天之本——肾的"加工"和"更新",便开始第二阶段的运行——卫气的循行,以主司昼夜。

卫气始发于下焦,晨起自足少阴经由阴跷至睛明穴,然后循阳经弥散,二十五周;由阳跷入阴而循五脏,亦二十五周。晨又循阳经,如此反复。昼日行于阳,夜晚行于阴。至此,才完成卫气运行的全部过程。因此,朱祝生认为,卫不出上焦,则卫出下焦无以谈;卫不出下焦,则卫出上焦亦无以用。故对卫气的生成循行可以概括为

"生于中焦,布于上焦,出于下焦"。

对于感冒,多因人体正气亏虚,卫外功能减弱,肺卫调节失常而发病;或气候突变,寒温失宜,卫外之气不能调节应变,邪从皮毛、口鼻而入,侵犯肺卫,卫表不和而致病。其病势有轻重寒热之分。临床多以鼻塞、流涕、喷嚏、头痛、恶寒、发热、全身不适等为主要表现。

《素问·阴阳应象大论》曰:"其在皮者,汗而发之。"《丹溪心法·中寒》亦云:"伤风属肺者多,宜辛温或辛凉之剂散之。"感冒临证施治,遵循解表达邪的原则,但必须根据证候,求其病邪的性质,审证求因,审因论治。以风邪为主因,然风邪虽为六淫之首,但在不同季节,往往与其他当令之时气相合而伤人,如冬季多属风寒,春季多属风热,夏季多夹暑湿,秋季多兼燥气,梅雨之时多夹湿邪。一般以风寒、风热两者为多见。若四时六气失常,春时应暖而反寒,夏时应热而反冷,秋时应凉而反热,冬时应寒而反温,则更易引发本病,多无季节性,病情多重,往往互为传染流行。久病或劳累过度,导致卫外功能减弱,肺卫调节疏懈,而外邪乘机而入,则易感受发病。素体亏虚或体质偏弱,卫表不固,稍不谨慎,风邪入表之后,则可见虚体感邪而发病。

根据临床所需拟出:

春季感冒咳嗽方:茯苓 9g,苏叶、杏仁、法半夏、陈皮、前胡、桔梗、化橘红各 6g,炙甘草 3g,生姜 3 片。

夏季感冒咳嗽方:茯苓 9g,法半夏、化橘红、苏子、炙紫菀、款冬花、前胡、桔梗各 6g,知母、甘草各 3g,生姜 3 片。

秋季感冒咳嗽方：沙参、天冬、前胡、炙杷叶各 9g，茯苓、化橘红、川贝母、苏叶、紫菀、款冬花、半夏曲各 6g，桔梗 3g，生姜 3 片。

冬季感冒咳嗽方：桂枝、五味子、法半夏、苏子、紫菀各 6g，炙麻黄、细辛、炙甘草各 3g，干姜 3 片，大枣 4 枚。

四季感冒咳嗽方：根据患者阳虚体质，春季用杏苏散出入，夏季用二陈汤加味，秋季用参苏饮加减，冬季用小青龙汤化裁。

诊脉独取寸口的体会

中医药学是一个伟大的宝库，而脉诊是这个宝库中的诊断方法之一。《黄帝内经》对诊脉独取寸口的论述甚为精辟。在《黄帝内经》中，诊脉方法有遍身诊脉法、人迎寸口法、独取寸口法等。独取寸口则为别具风格沿用至今的诊脉法，已有 2000 多年的悠久历史，反映了中医学诊断疾病的特色。几千年来，通过无数医家的研究和临床实践，对寸口诊脉法积累了丰富的经验，形成了较为系统的脉学理论。下面就《黄帝内经》对诊脉独取寸口的认识，谈点肤浅体会。

一、"寸口"的沿革

"寸口诊法"的提出首见于《黄帝内经》。《灵枢·禁服》《灵枢·终始》《灵枢·四时气》诸篇中分别载有："寸口主中"；"持其脉口、人迎，以知阴阳有余不足"；"气口候阴，人迎候阳"。《素问·经脉别论》也有"权衡以平，气口成寸,以决死生"的记载。这些论述对"寸口"的命名和诊断意义作了初步说明。《难经·二难》说:"尺寸者,脉之大要会也。从关至尺是尺内,阴之所治也。从关至鱼际是寸口内,阳之所治也。故分寸为尺,分尺为寸。故阴得尺内一寸,阳得寸内九分,尺寸终始,一寸九分,故曰尺寸也。"进一步说明了寸口脉的位置,寸、关、尺的划分、长度及所主疾病。唐代王冰在《重广补注黄帝内经素问》中说:"气口,则寸口也,亦谓脉口。以寸口可候气之盛衰,故云气口。可以切脉之动静,故云脉口。皆同取于手鱼际之后同身寸之一寸,是则寸口也。"对"寸口"的命名、部位及临床应用给予明确的说明。直到现在,对"寸口"的认识仍未超出这个范围。

二、诊脉独取寸口的生理基础

《素问·五脏别论》说:"气口何以独为五脏主? 岐伯曰:胃者,水谷之海,六腑之大源也。五味入口,藏于胃以养五脏气,气口亦太阴也。是以五脏六腑之气味,皆出于胃,变见于气口。"《灵枢·经脉》又说:"肺手太阴之脉,起于中焦,下络大肠,还循胃口,上膈属肺。"这就是说,肺与脾属太阴,以经脉紧紧相连。寸口属手太阴肺经之动脉,胃为人身气血之源,脾输布水谷精气以养五脏,肺主气而行于寸口,因而人体脏腑、经络、气血的盛衰,可以从寸口脉上表现出来。

《素问·经脉别论》说:"食气入胃,浊气归心,淫精于脉。脉气流经,经气归于肺,肺朝百脉,输精于皮毛。毛脉合精,行气于府。府精神明,留于四脏,气归于权衡。

权衡以平,气口成寸,以决死生。"进一步说明经脾胃所化生的水谷精微,归心注入血脉,必须通过肺气化合,才能为人体所用,起到营养全身的作用。人身五脏六腑的经脉均须汇合于肺,肺主气,朝百脉而行于寸口,所以脏腑的生理、病理能反映于寸口脉上。

《素问·五脏生成》说:"诸气者皆属于肺。"气,是人身赖以维持生命活动的重要物质。肺主一身之气,与宗气的生成密切相关。《灵枢·邪客》指出:"故宗气积于胸中,出于喉咙,以贯心脉,而行呼吸焉。"宗气是水谷之气与肺所吸入之清气相合而成,积在胸中,通过心脉而布散全身,有温煦四肢百骸和维持它们正常功能的作用。寸口是手太阴肺经的动脉,也是宗气所灌注之处。寸口脉搏与宗气息息相关,互相印证。《灵枢·营卫生会》说:"常与营俱行于阳二十五度,行于阴亦二十五度,一周也,故五十度而复大会于手太阴矣。"十二经脉流注次序,也是始于手太阴肺经,依次十二经脉流注,终由足厥阴肝经再流注于手太阴肺经。由此,肺经为营卫的复会和十二经脉运行的终始。肺经之脉入寸口,上鱼际。寸口处于太渊穴之位,太渊又是肺经所灌注的输穴。所以,《难经·一难》指出:"寸口者,脉之大要会,手太阴之动脉也。"足见寸口与人身脏腑、经络、气血密切相关,故脏腑、经络、气血的兴衰可在寸口脉上反映。

总之,人体脏腑的功能活动,精、气、血的产生与转输以及营卫、经脉的运行,都与寸口休戚相关。脏腑功能活动产生的精、气、血是寸口脉象不可缺少的物质基础,寸口脉象又是人体脏腑、经络、气血盛衰的集中反映,故诊脉可以独取寸口。

三、诊脉独取寸口的方法

对于诊脉方法，《黄帝内经》首先提出了诊脉的态度和方法。如《素问·脉要精微论》说："是故持脉有道，虚静为保。"要求医师诊脉应虚心静气，认真审察，方能作出正确诊断。同时本篇又指出："诊法常以平旦，阴气未动，阳气未散，饮食未进，经脉未盛，络脉调匀，气血未乱，故乃可诊有过之脉。"认为诊脉以清晨为宜。但是，在临床上亦不要拘泥，只要患者在平静状态下，避免干扰，气血不乱，就能诊出脉象变化的真象。这些都是至今切脉遵守的常法。

《素问·平人气象论》说："人一呼脉再动，一吸脉亦再动，呼吸定息脉五动，闰以太息，命曰平人。平人者，不病也。常以不病调病人，医不病，故为病人平息以调之为法。"规定了衡量脉搏快慢的标准，确定了脉法的规则。

另外，《黄帝内经》还提出辨别寸口脉象，必须审察"胃气"的有无，这是脉法中十分重要的原则。《素问·玉机真脏论》说："五脏者皆禀气于胃，胃者五脏之本也，脏气者，不能自致于手太阴，必因于胃气……故病甚者，胃气不能与之俱至于手太阴，故真脏之气独见，独见者病胜脏也，故曰死。"足见寸口脉象胃气存亡的重要性。有胃气的脉象，一般地讲，在动态上表现为虚实和调，阴阳互济，至数分明，从容和缓，并与四时相应。如《素问·平人气象论》说："春胃微弦曰平……夏胃微钩曰平……长夏胃微耎弱曰平……秋胃微毛曰平……冬胃微石曰平。"

若从容和缓现象少，弦、钩、弱、毛、石现象多者，叫作脉少胃气，亦为病脉。若毫无从容和缓之象，就叫无胃气脉，亦称"真脏脉"。所谓"真脏脉"，如《素问·玉机真脏论》说："真肝脉至，中外急，如循刀刃责责然，如按琴瑟弦……真心脉至，坚而搏，如循薏苡子累累然……真肺脉至，大而虚，如以毛羽中人肤……真肾脉至，搏而绝，如指弹石辟辟然……真脾脉至，弱而乍数乍疏。"据此可知，辨别寸口脉象胃气的有无，对于诊断疾病和判断预后，可谓举足轻重，也是诊脉的关键所在。

四、《黄帝内经》中切取寸口脉象的临床应用

范围十分广泛，内容也很丰富，以下着重谈谈其主要方面。

（一）寸口的四时五脏脉

春暖夏暑，秋凉冬寒，是四时气候变迁的规律。天人相应，脉象也与之相应。如《素问·脉要精微论》说："以春应中规，夏应中矩，秋应中衡，冬应中权。"又说："春日浮，如鱼之游在波；夏日在肤，泛泛乎万物有余；秋日下肤，蛰虫将去；冬日在骨，蛰虫周密，君子居室。"都是说明五脏以应四时气候，在寸口所表现的生理脉象。对于四时五脏之脉，《素问·玉机真脏论》作了更为具体的描述："春脉者肝也，东方木也，万物之所以始生也，故其气来，耎弱轻虚而滑，端直以长，故曰弦……夏脉者心也，南方火也，万物之所以盛长也，故其气来盛去衰，故曰钩……秋脉者肺也，西方金也，万物之所以收成也，故其

气来,轻虚以浮,来急去散,故曰浮……冬脉者肾也,北方水也,万物之所以合藏也,故其气来沉以搏,故曰营……脾脉者土也,孤脏以灌四傍者也。"掌握这些四时五脏脉象的变化规律,根据四时五脏脉的常变,便可诊查脏气的虚实,测知疾病的预后。这也是中医脉学的重要理论。

寸口脉象与病证的关系,可分两点。

1. 寸口脉象的主病 脉象的种类是相当复杂的,为了便于临床掌握,《黄帝内经》提出了比较系统的辨脉纲领,开创了脉以阴阳分类的先例。如《素问·阴阳别论》说:"所谓阴阳者,去者为阴,至者为阳;静者为阴,动者为阳;迟者为阴,数者为阳。"以阴阳统括了六脉。另外,《黄帝内经》还详细论述了寸口脉象的主病。《素问·平人气象论》指出:"寸口之脉中手短者,曰头痛。寸口脉中手长者,曰足胫痛。寸口脉中手促上击者,曰肩背痛。寸口脉沉而坚者,曰病在中。寸口脉浮而盛者,曰病在外。寸口脉沉而弱,曰寒热及疝瘕少腹痛。寸口脉沉而横,曰胁下有积,腹中有横积痛。寸口脉沉而喘,曰寒热。"这些脉象主病于临床很有价值,其中脉促而有力为阳盛,脉沉而坚硬为阴盛,脉浮而盛为外感,脉沉而弱为里病等,至今仍为临床广泛应用。《黄帝内经》中提出的寸口脉象有数十种之多,如浮、沉、迟、数、虚、实、滑、涩、长、短、紧、细、微、濡、软、弱、散、缓、牢、动、洪、革、促、结、代、大、小、急、坚、盛、躁、疾、搏、弦等。这些脉理对后世启发很大。晋代王叔和《脉经》,明代李时珍《濒湖脉学》,以及近代中医脉学理论,无不渊源于《黄帝内经》的脉学理论。

2. 寸口脉象与病证的逆从　分辨脉证的逆从，是诊脉辨证的重要环节，对临床治疗与疾病的预后，都有莫大的影响。所谓脉证相从，就是有其证必有其脉，或脉与四时气候相应。如《素问·脉要精微论》中的"夫脉者，血之府也。长则气治，短则气病，数则烦心，大则病进，上盛则气高，下盛则气胀，代则气衰，细则气少，涩则心痛"就属此类。如果脉与证，或与四时变化不相适应，谓之脉证相逆。如《灵枢·五禁》说："何谓五逆？……热病脉静，汗已出，脉盛躁，是一逆也；病泄，脉洪大，是二逆也；著痹不移，䐃肉破，身热，脉偏绝，是三逆也；淫而夺形身热，色夭然白，及后下血衃，血衃笃重，是谓四逆也；寒热夺形，脉坚搏，是谓五逆也。"《素问·玉机真脏论》指出："所谓逆四时者，春得肺脉，夏得肾脉，秋得心脉，冬得脾脉，其至皆悬绝沉涩者，命曰逆四时。未有脏形，于春夏而脉沉涩，秋冬而脉浮大，名曰逆四时也。"由此可见，脉证的逆从在诊断辨证中是有重要价值的。一般来说，脉证相从其病易治，预后较好；反之，脉证相逆其病难治，预后较差。这是《黄帝内经》在脉法中提出的又一重要原理。

（二）寸口脉象与望、闻、问诊的合参

《素问·脉要精微论》说："切脉动静而视精明，察五色，观五脏有余不足，六腑强弱，形之盛衰，以此参伍，决死生之分。"提出临证时，必须从整体出发，把脉诊与望、闻、问诊结合起来，四诊合参，不能偏废。《黄帝内经》又为临床诊断提出了必循的常法。

（三）小结

《黄帝内经》提出的诊脉独取寸口是有坚实的生理基础的。人体脏腑功能活动以及精、气、血的产生与输布，营卫及经脉的运行，都与寸口息息相关、不可分割。人体精、气、血是诊脉独取寸口不可缺少的物质基础，寸口脉象又是脏腑、经络、气血盛衰的集中表现。

《黄帝内经》论述诊脉方法时，将诊脉时间、诊脉环境、正常脉搏、具体做法、察脉的胃气等都给予了明确阐述。

对于"寸口诊脉法"的临床应用，《黄帝内经》提出了四时五脏脉、辨脉的纲领、脉象主病、脉证逆从、四诊合参等重要的脉学理论。

朱祝生认为，上述脉学理论，对后世启发很大，实为中医脉学原理奠定了理论基础，值得认真体会。

297